常见病的治疗与调养丛书

失眠与健忘症的治疗与调养

上海科学技术文献出版社

Shanghai Scientific and Technological Literature Press

大字本

三分治　七分养

图书在版编目(CIP)数据

失眠与健忘症的治疗与调养 / 孙蓉编. —上海：
上海科学技术文献出版社,2018
ISBN 978 - 7 - 5439 - 7639 - 9

Ⅰ.①失… Ⅱ.①孙… Ⅲ.①失眠 - 防治②健忘 - 防治 Ⅳ.①R749.7

中国版本图书馆 CIP 数据核字(2018)第 125741 号

组稿编辑:张 树
责任编辑:苏密娅

失眠与健忘症的治疗与调养

孙 蓉 编

*

上海科学技术文献出版社出版发行
(上海市长乐路 746 号 邮政编码 200040)
全国新华书店经销
四川省南方印务有限公司印刷

*

开本 700×1000 1/16 印张 16.5 字数 330 000
2018 年 7 月第 1 版 2018 年 7 月第 1 次印刷
ISBN 978 - 7 - 5439 - 7639 - 9
定价:45.00 元
http://www.sstlp.com

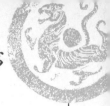
目　录

认识失眠与健忘症　1

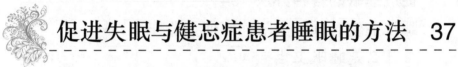

促进失眠与健忘症患者睡眠的方法　37

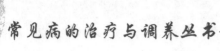

失眠与健忘症的治疗　73

失眠与健忘症的治疗与调养

失眠与健忘症的治疗与调养

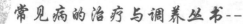

失眠与健忘症的治疗与调养

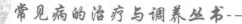

失眠与健忘症的治疗与调养

认识失眠与健忘症

失眠症的主要症状是对白天活动表现的影响，例如，感觉疲劳、烦躁、情绪失调、注意力不集中和记忆力差等，致使失眠者的学习能力和工作效率大幅降低。

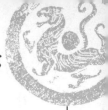

了解睡眠

睡眠是怎样一个生理过程

简单地说，人的大脑皮质神经细胞，当因不断工作产生疲劳时，就由兴奋状态开始进入抑制状态，并从局部抑制逐渐向周围扩散。当抑制达到一定范围时，就进入了睡眠状态。具体地说，在脑干的中央部位，有许多散在的神经细胞，它们通过神经纤维相互联接，交织如网，称为网状结构。它的功能就是激动整个大脑皮质，维持大脑皮质的兴奋水平，使机体处于觉醒状态。当它向上的冲动减少时，大脑皮质神经细胞的活动水平就会降低，并由兴奋转入抑制，这时人就处于安静或进入睡眠状态。

人为什么不能缺少睡眠

人的一生中约有 1/3 的时间是在睡眠中度过的。良好的睡眠是身心健康的重要保障，其他任何一种休息方式都不能代替睡眠。从某种意义上讲，睡眠比食物更珍贵、更重要。睡眠的重要性主要体现在以下几方面：

（1）促进生长发育。婴幼儿出生后相当长的时间内，大脑的发育及身高、体重的增长都是在睡眠中完成的，而与儿童生长发育密切相关的生长激素分泌最旺盛的时间是在熟睡阶段。

（2）增强记忆力。睡眠状态下，大脑供氧量相对增加，有利于记忆功能的增强。睡眠充足会使人思维敏捷，学习能力提高。

（3）恢复体力。睡眠会使较快的新陈代谢变得缓慢，进而消除身体的疲劳，并储存能量，为第二天的学习、工作作准备，是恢复体力所必需的生理过程。

（4）增强免疫力。人的尿液中有一种叫胞壁酸的物质，既能催眠，又能增强免疫功能。睡眠充足时，胞壁酸的分泌就会增加。

（5）美容养颜。要想容颜润泽，焕发光彩，充足的睡眠比合理的饮食和昂贵的化妆品更重要。这是因为睡眠时，毛细血管循环加快，有利于组织细胞的修复，更有效地清除自由基。

（6）抗衰老，延寿命。几乎所有的长寿者都有良好的睡眠习惯，并有高质量的睡眠。

（7）促进疾病康复。充足的睡眠有助于受损的组织细胞得到修复，是最廉价的治疗措施。

什么是慢波睡眠和快波睡眠

自从 1957 年美国的两位科学家开始采用记录脑电波变化的方法研究睡眠后，根据对正常人在睡眠过程中脑电图的观察，发现睡眠过程中有两种相互交替出现的状态，先是一种表现为振幅大、频率慢的波，称为慢波睡眠。此时呼吸深慢而均匀，脉搏血压较稳定，脑垂体分泌的生长素增加，促进身体的合成代谢，使体力得到恢复，因而也有人称之为"身体的睡眠"。之后脑电图上出现频率快的波，称为"快波睡眠"。这时，眼球快速运动，脑血管扩张，脑血流量比慢波睡眠时多30%~50%，脑细胞代谢旺盛，可使脑力得到恢复，因而有人称之为"脑的睡眠"。这两个过程大约需要 2 小时。之后，再重复出现这两个过程，两者反复交替，一夜中有 4~5 次。在不同的年龄阶段，快波睡眠和慢波睡眠所占的时间比例不同，成人快波睡眠的时间约占整个睡眠过程的四分之一，老年人睡眠时间减少，快波睡眠时间所占的比例也随之减少，而儿童期快波睡眠时间的比例可达 1/2，因而对大脑发育有利。

人的睡眠分哪几种类型

根据入睡和起床时间，人的睡眠大致可分为以下几种类型：

（1）早睡早起型。此种类型的人夜里 10 时上床，早上 5 时左右起床。这种类型的睡眠比较符合我国传统，一直被视为一种健康的睡眠模式。这种人在中午前精神特别好，下午稍差，中午若能适当午睡，则可改变这种状况，使全天精力充沛。

（2）早睡晚起型。这种类型的人通常夜里 10 时上床，早上 7 时以后起床。这一人群由于睡眠时间长，因此入睡较迟，熟睡时间相对较短，整夜睡眠比较浅。白天的精神较好，傍晚

失眠与健忘症的治疗与调养

或晚饭后,则开始变差。

(3)晚睡早起型。这种类型的人通常在深夜 12 时以后上床,早上 6 时左右即起床。这种类型的人一般容易入睡,睡得也很熟,但早上睡眠变浅。白天的精力不如晚上,大多在夜间从事自己喜欢的工作或活动。这些人过早上床也无法入睡,反而容易造成失眠。因此,此种类型的人过集体生活困难比较大,需要逐渐调整睡眠节奏,改变睡眠类型。

(4)晚睡晚起型。即"猫头鹰"型睡眠,通常夜里 12 时以后上床,早上 9 时左右起床。这种类型的人多数有睡眠不足的感觉,整个上午会感到头脑不清醒,精力不充沛,下午会稍好些。

无论哪一种睡眠类型,都是经过长期适应养成的睡眠习惯,而不是与生俱来的。因此,睡眠类型是可以改变的。最明显的例子是学生在校期间和走上工作岗位之后,睡眠类型会发生较大改变,原因是环境变了,主客观要求也随之改变了。

怎样评价睡眠是否属正常

充足的睡眠不只是简单的休息,更为人们的活动提供了充沛热量与精力。那么什么是正常的睡眠呢?只要符合以下几个条件,就可以说是进入了正常的睡眠状态:

(1)姿势固定。一般为仰卧、侧卧,在特殊情况下,可以趴着或坐着入睡。

(2)对刺激反应减弱。入睡以后,人体对低强度的声音、光线或触摸等刺激反应明显减弱。

(3)可逆性。人体受到一定刺激后,很容易恢复清醒,如声音刺激、光线刺激、外力刺激等。使人醒来的刺激程度视个人情况、入睡时间、周围环境而不同。

（4）意识相对丧失，没有自主肌肉活动。也就是说，入睡者不可能进行有意识的肢体活动，如行走、谈话、写作等。

不同年龄段的人对睡眠时间有什么要求

不同年龄段的人对睡眠的要求存在比较大的差异，具体表现如下：

（1）足月新生儿除进食和排泄时比较清醒，其余时间都在睡觉，平均每天要睡18小时。6个月大的婴儿，平均每天的睡眠时间逐渐减少到14～15小时，白天睡眠时间减少，睡眠相对集中在夜间。

（2）学龄前儿童（2～6岁）每天大概要睡12小时，睡眠模式逐渐接近成人。小学生平均每天睡10小时。中学生平均每天睡9小时。

（3）成年人平均每天睡7～8小时。老年人由于新陈代谢逐渐减慢，平均每天只需要睡5～7小时，夜间睡眠时间缩短，出现短暂的白天睡眠，睡眠模式与儿童相似。

不同年龄段的人，应在遵循各自年龄段的睡眠特点基础上，针对自身的睡眠特征，制订合理的作息时间，做到科学睡眠，就不会受到失眠的困扰。

睡眠与生物钟有怎样的关系

生物钟实际上是生物体生命活动的内在节律性，由生物体内的时间结构序所决定。合理地按照人的心理、智力和体力活动的生物节律，来安排一天、一周、一月、一年的作息时间，能提高工作效率和学习成绩，减轻疲劳，预防疾病，防止意外事故的发生。

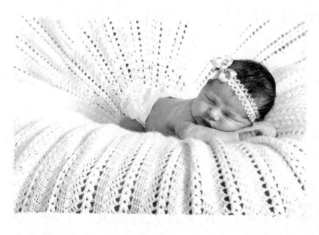

人体生物钟的建立、调节与松果体有关。松果体为长和宽各约5毫米的椭圆形，位于大脑内的第三脑室顶，能合成、分泌多种生物胶和肽类物质，主要有调节神经系统和生殖系统的功能，这种调节具有很强的生物节律性，并与光线的强度有关。

每个人都有自己的睡眠方式与习惯，有人喜欢早睡早起，即所谓"百灵鸟"式的人；有人则愿意晚睡晚起，即所谓"猫头鹰"式的人。人的情绪好坏不仅受睡眠时间长短的影响，还与是否按生物钟安排入睡和起床有很大关系。研究结果表明，绝大多数人在下午2~4时，会出现"下午低沉期"，易出现困乏现象，若想避免此现象发生，最好午睡片刻。晚上5~7时，人体体温最高，此时锻炼有助于晚上入睡，并能提高睡眠质量。晚上10~11时，人体开始准备休息，各脏器活动极慢，便于入梦。

做梦是否会影响睡眠质量

做梦是人体在睡眠中某一个阶段的意识状态下所产生

的一种自发性心理活动，是人体的各种刺激在睡眠时作用于大脑特定皮质，包括残存于大脑里的兴奋痕迹所引起的。几乎每个人都有做梦的体验。现代医学认为，约有80%的梦境发生于睡眠中的快波时相，而大约20%的梦境发生于睡眠中的慢波时相。一般情况下，成年人每晚做梦的间隔时间为90~100分钟，即每晚做梦4~5次，一共有80~120分钟。

由于梦境大多数在睡眠中的快波时相中出现，而在此时相中，人很容易被惊醒。如果在快波时相中醒来，90%~95%的人会感觉到自己做梦了，甚至能不同程度地记得梦境中"所发生的事"；如果睡眠者从慢波时相中醒来，对夜间的梦境就一无所知了。

"日有所思，夜有所梦"的话有一定道理，梦境的内容不会远离现实生活，与做梦者的文化背景、教育程度、生活性质、心理活动、宗教信仰、身体状况、精神状态等因素有密切的关系。一些心理学家认为，梦境的内容多是以迂回、隐晦的形式表达着某种意愿。因此，有些梦境，特别是短时间内重复出现的类似梦境，往往有一定意义。总之，夜间是否做梦或做梦的多与少，对于睡眠质量并没有实质的影响。

要提高睡眠质量应坚持哪十条法则

（1）坚持有规律的作息时间，在周末不要睡得太晚。如果你周六睡得晚周日起得晚，那么周日晚上你可能就会失眠。

（2）睡前勿猛吃猛喝。在睡觉前大约2小时吃少量的晚餐，不要喝太多的水，因为晚上不断上厕所会影响睡眠质量；

晚上不要吃辛辣的富含油脂的食物，因为这些食物也会影响睡眠。

（3）睡前远离咖啡和尼古丁。建议入睡前8小时不要喝咖啡。

（4）选择锻炼时间。下午锻炼是帮助睡眠的最佳时间，而有规律的身体锻炼能提高夜间睡眠的质量。

（5）保持室温稍凉。卧室温度稍低有助于睡眠。

（6）大睡要放在晚间。白天打盹可能会导致夜晚睡眠时间被"剥夺"。白天的睡眠时间严格控制在1小时以内，且不能在下午3时后还睡觉。

（7）保持安静。关掉电视和收音机，因为安静对提高睡眠质量是非常有益的。

（8）有一张舒适的床。一张舒适的床给你提供一个良好的睡眠空间。另外，你要确定床是否够宽敞。

（9）睡前要洗澡。睡觉之前的一个热水澡有助于你放松肌肉，可令你睡得更好。

（10）不要依赖安眠药。在服用安眠药之前一定要咨询医生，建议连续服用安眠药不要超过4周。

了解各种类型的失眠症

失眠与失眠症是否是一回事

　　一般人认为睡眠质量不好就是患上了失眠症，其实这种看法并不完全正确。失眠通常是指由各种原因引起的睡眠不足、睡眠质量下降，以及睡眠时间不能满足机体正常的生理需求，并且在白天产生一系列不良影响的短期症状，其中包括入睡困难（入睡时间超过 30 分钟）、睡眠维持障碍（夜间觉醒次数超过 3 次或凌晨早醒）、再入睡困难、多梦和睡眠质量下降等。次日白天伴有疲乏、警觉性降低、精力下降，以及行为、情绪不佳等。

　　人的一生中或多或少都会出现失眠，因此偶尔出现的短暂失眠不是疾病，一般无须治疗即可很快恢复正常，因此不必过分担心。只有发生频率较高及持续时间较长的失眠，才可以称为失眠症。失眠症通常是指每周至少发生 3 次，持续 4 周或更长时间的睡眠时间不够（每晚总睡眠时间比平时睡眠时间少 2 小时以上）或睡眠质量不高，并且影响白天正常生活。一旦出现这种情况，就应当及早去医院治疗了。

什么是失眠症

失眠是最常见的睡眠障碍，是指各种原因引起的睡眠不足、入睡困难、早醒。失眠症的主要症状是对白天活动表现的影响，例如感觉疲劳、烦躁、情绪失调、注意力不集中和记忆力差等，致使失眠者的学习能力和工作效率大幅降低。患者一般进入睡眠的潜伏期延长，睡眠时间缩短，在入睡过程中生理性觉醒增多。主要表现为轻者入睡困难，睡眠中易醒，并难于再次入睡；清晨过早醒来。重者彻夜难眠，常伴有头痛头晕、神疲乏力、心悸健忘、心神不安、多梦等。另外，失眠症患者甚至还可能出现胃肠道疾病症状，例如食欲差、消化不良、有饱胀感，以及身体出现其他症状，例如头痛、肢体或面部麻木、视力差、呼吸困难、多汗、月经不调、血压波动等。

失眠症分为哪几种类型

目前，医学研究者根据不同表现将失眠分为以下类型：

（1）按失眠时间，可分为起始失眠、间断性失眠、终点失眠。

（2）按失眠性质，可分为真性失眠、假性失眠。

（3）按失眠程度，可分为轻度失眠、中度失眠、重度失眠。

（4）按失眠时间长短，可分为一过性失眠、短期失眠、慢性失眠。

（5）按发生原因，有三种不同分类。第一种可分为内因性失眠、外因性失眠、生理节律性失眠；第二种可分为原发性失眠、继发性失眠；第三种可分为生理性失眠、病理性失眠。

需要指出的是，对于已经确诊为失眠症的患者，应当在医生的指导下，填写相关的失眠测评量表，再结合多种手段，确定自己患的究竟是哪一种类型的失眠症，不可盲目医治，以免适得其反。而对于偶尔有失眠经历者，应放松心情，不要胡乱猜测自己的失眠属于何种类型，否则会加重失眠症状。

心因性失眠症是怎么回事

什么是心因性失眠症

心因生理性失眠症，是指患者过分关注自己的睡眠问题而引起的失眠症，在临床上比较常见。主要表现为患者在临近睡眠时会产生紧张、焦虑的情绪，于是便强迫自己入睡，其结果是不但不能入睡，反而增加兴奋和焦虑的程度，最终形成恶性循环。由于这种失眠症是自己逐渐"学会"的，因此也叫学得性失眠症。

心因性失眠的特点是什么

在心因性失眠症患者中，女性患病率高于男性，20～30岁的年轻人较多，中年患者最多，少年和儿童患者很少见。患者的心理因素（试图入睡的意念）是造成失眠的主要因素，当患者不再进行上述尝试时，在比较乏味的情况下（如看电视、阅读、坐在车中）就可以轻松入睡。睡眠正常者在陌生环境中的初次睡眠的质量一般会很差，而心因性失眠症患者只要睡在自己的卧室中就整夜睡不着，但在其他房间或不在家睡觉时（如在旅馆、汽车上），反而能睡得很好。除了以上独特之处，心因性失眠症患者的其他症状与其他类型的失眠症状基本相同。典型的心因性失眠症患者还可能有肌肉紧张和血管收缩的表现，如紧张性头痛、手足冰凉等。另外，抑郁、疼痛、入睡环境受到干扰、工作变动所导致的失眠，也可能逐渐导致心因性失眠症，即使消除这些因素很久以后，这些症状也依然存在。如果不积极治疗的话，病情可持续数年或数十年。

终身失眠症是怎么回事

什么是终身失眠症

终身失眠症也叫特发性失眠症，是指从儿童期开始发病，终身不能获得充足睡眠的一种失眠症。其病因目前并不十分清楚，可能与神经系统对睡眠—觉醒系统的调控异常有关。

终身失眠的特点是什么

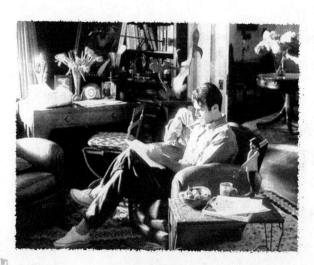

终身失眠症是一种很少见的疾病，在婴儿出生时或儿童早期发病，有些患者有家族史。患者的睡眠紊乱会持续一生，包括不能入睡、觉醒次数增多或早醒，经常导致白天疲劳、精力

不足、注意力和警觉性降低,病情严重者甚至无法正常工作。

与其他类型的失眠症不同的是,终身失眠症患者的症状并不因情感的变化而出现波动,多数患者由于已经适应这种持续的睡眠不足,因此心理状态基本正常。终身失眠症患者在儿童时期和青少年时期,还可同时伴有朗读困难、运动灵活性不足等神经系统异常症状。如果同时伴有不良的睡眠卫生习惯或服用药物,其临床表现会更加复杂。

气候过敏性失眠症是怎么回事

气候突变时,一些在日常生活中很健康的人就会出现某些不适感。现代医疗气象学把这种相当常见却未引起人们注意的人体不适感,称为"气候变化过敏"。当天气变化时,气压会出现波动,这种变化作用于人体后,可以使人出现失眠、易醒等功能性症状。另外,天气变化还会产生大量的正离子,人体也会因为正离子的作用而产生失眠等不适感的症状。

气候过敏症除了有上述症状外,还时常伴有情绪抑郁、乏力、困倦、头昏、易激动、焦虑等症状,这些症状主要是由神经系统功能失调引起的。当气候变化时,如果本来很健康的人出现失眠等症状,又查不出其他原因时,就应当想到气候过敏。如果每当天气变化时,都出现上述类似的症状,即可确诊为气候过敏性失眠症。约有1/3的人对天气变化敏感,且这种敏感性随年龄的增长而增加。对于天气变化,一般女性比男性更敏感。

抑郁性失眠症是怎么回事

抑郁性失眠症是一种情感障碍性精神疾病，主要表现为活动少、容易疲劳、情绪低落、郁郁寡欢、易悲伤、缺乏兴趣、有自责心理等。患者的睡眠障碍主要有睡眠潜伏期缩短、早醒、深睡眠减少等。随着年龄的增长，患者后半夜的睡眠障碍会越来越严重，经常在凌晨两三点钟醒来，辗转反侧，不能再入睡。

抑郁性失眠症的失眠严重程度与抑郁症的程度有直接的关系。当抑郁症病情严重时，夜间睡眠时间极度缩短，但白天并无明显睡意，只感到疲劳，并伴有失落感，这是由于患者觉醒水平增高，使白天入睡也非常困难。

焦虑性失眠症是怎么回事

焦虑性失眠症是目前最常见的一种失眠症，多是由于精神紧张、工作或思想压力过大、生气、环境变化等因素，造成心烦意乱、坐立不安、心理紧张、胡思乱想，并引发头疼、多汗、心悸、困倦无力、失眠等症状，以致患者出现多疑、抑郁、自责、发脾气或因小事而烦恼等继发性情绪障碍等。

焦虑性失眠症的突出症状是入睡困难，患者躺在床上后，脑子里反复想事，时间久了，会导致肾气阴虚，肝阳上亢，加重失眠症状；如果再担心自己晚上是否能睡着，很容易转为心因性失眠。

假性失眠症是怎么回事

什么是假性失眠

假性失眠症是失眠症的一种类型，是指患者对睡眠状态感知不良或睡眠感觉丧失，虽然主观认为自己失眠或白天过度思睡，但并无睡眠紊乱的客观证据，因此也叫"主观性失眠症"。

假性失眠症可见于任何年龄，成年人更多见，女性发生率高于男性，其主要表现为患者述说的失眠症状和检查结果不一致。患者坚信自己"失眠"，自述入睡困难、睡眠不足或根本不能入睡，但多导睡眠图检查到的睡眠潜伏期、睡眠持续时间、觉醒次数等各项客观指标均完全正常，总睡眠时间和睡眠质量与患者的述说相差明显。

需要指出的是，假性失眠症与诈病不同，诈病者并不存在失眠的痛苦，而假性失眠症患者与其他类型的失眠症患者的特征一样，也有白天疲劳、记忆力下降等功能障碍。而随着病情的发展，患者还可能出现焦虑或抑郁症状，并且经常不同程度地服用治疗失眠症的药物，甚至会出现药物依赖。

假性失眠症患者容易产生哪三大误区

假性失眠症是失眠症中比较特殊的一种类型，患者的心理往往和其他类型失眠症患者有很大不同，往往有以下几个心理误区：

（1）每天睡眠时间低于 6 小时就认为是失眠。不同年龄的人对于睡眠的需求并不相同，年龄越小，睡眠时间越多，随着年龄的增长，人的睡眠时间会逐渐减少。

（2）把正常的睡眠量误当做是失眠。每个人的睡眠量可受到各种因素的影响而发生变化。如平时很少喝茶或咖啡的人在睡前喝茶或咖啡，就会出现入睡困难；习惯早睡的人，也可能因偶尔一次上床过晚而难以入睡；睡眠环境变化和精神刺激也可导致失眠。

（3）把一些正常现象当作是失眠。很多假性失眠患者常说自己睡眠时间短、多梦等，但是经过脑电图检查，与睡眠正常者并没有明显的区别。这些患者均十分计较自己的睡眠量，担心睡眠不足会影响身体健康，结果事与愿违，因产生不必要的思想负担，反而造成失眠，影响了身心健康。

造成失眠的诸多因素

失眠与心理因素有什么关系

　　生活节奏的加快和社会环境的变化，经常会引起人们在生理、心理方面产生强烈的反应。这些反应可以激活机体的功能，使人们的体力和智力得到锻炼和提高。但是，超过限度的刺激能导致神经系统、内分泌系统功能异常，使大脑或某一器官出现功能障碍，从而引起失眠症状。

　　在造成失眠的众多因素中，最重要的是心理因素。约占慢性失眠症患者的半数。心理因素对失眠有着重要的影响，反之失眠又直接影响人的心理。失眠对人的心理的影响程度不仅取决于失眠时间的长短和严重程度，而且在相当大的程度上取决于失眠者的心理承受能力和对失眠的认识态度。因此，两者的关系相互影响，有一方面的因素就会导致另一方面的发生。

造成失眠的心理因素都有哪些

　　由于生活节奏加快，竞争日益激烈，加之纷繁复杂的"娱乐"活动剥夺了很多人的睡眠时间。在这种神经系统长时间处于高度紧张的状态下，如果心理调适不当就会影响睡眠质量，严重者甚至导致失眠。常见的容易导致失眠症的心理因素主要有以下几种：

（1）害怕失眠。表现是晚上一上床就担心睡不着，或者尽量让自己尽快入睡，使本应处于抑制状态的脑细胞因思考而处于兴奋状态，结果适得其反。

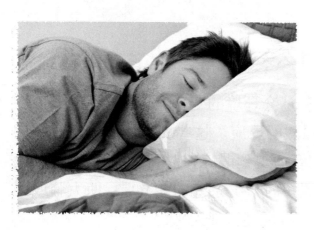

（2）怕做梦。不少失眠症患者不能正确看待做梦，认为做梦是睡眠不好的表现，对身体有害，有人甚至认为多梦就是失眠，这种错误观念往往使人焦虑，从而导致失眠症。

（3）兴奋。是指因为某人或某事使大脑皮质进入兴奋状态，相应器官或身体其他部位的活动性增加，因此而出现迟迟难以入睡或入睡后早醒。

（4）心理创伤。有的人曾经受到某种和黑暗有关的心理创伤，会出现怕黑、夜晚难以入睡的症状。尤其是再次受到类似的刺激后，症状会更为明显。

（5）突发刺激。是指在受到突发事件的刺激后，不能作出正确的反应，感到手足无措，晚上睡觉时因左思右想而难以入睡。

环境是怎样引起失眠的

造成失眠的环境因素包括社会环境和自然环境。

（1）社会环境。包括出差、旅游、探亲、出国等事宜，睡眠环境易被干扰，或照料患者、婴儿等。

（2）自然环境。包括温度、湿度变化过大，附近有机器、喇叭等发出的噪声，不利于睡眠的花卉及特殊气味；房间内色彩不协调、光线过强、通风不良；床过软或过硬，枕头高度不合适等，都会引起人体的不适感，引发环境性失眠。

需要注意的是，老年人对环境的改变比年轻人更敏感，因此比较容易受到上述因素的影响，引起并加重失眠。

哪些疾病会引起失眠

常见的容易导致失眠症的疾病因素主要有以下几种：

（1）精神疾病。主要有精神分裂症、情感性精神障碍、反应性精神病、神经症中的神经衰弱、抑郁性神经症、焦虑性神经症和偏执性精神病等。

（2）病理性疾病。如中枢神经系统疾病可以影响脑功能，造成失眠；呼吸系统、泌尿系统、消化系统疾病造成的疼痛、痒、麻、咳嗽、心慌、气短、抽搐等症状，也会干扰睡眠，造成失眠。

能引起失眠的药物有哪些

（1）降血压类药物。如甲基多巴、可乐定等，如在睡前服用,可引起严重失眠。

（2）抗心律失常类药物。如普萘洛尔（心得安）、普鲁卡因胺和丙吡胺（吡二丙胺）等,都对睡眠有不良影响。

（3）利尿类药物。用以治疗心源性水肿、肺水肿、肾性水肿、肝硬化、肝腹水等疾病的常用药物,如呋塞米（速尿）、布美他尼（利尿酸）、氢氯噻嗪（双氢克尿噻）等,如果患者血钾过低,会导致失眠;而且服用药物后,会引起夜间多尿,影响睡眠的质量。

（4）镇静类药物。如地西泮（安定）等药物用量不当,患者可出现白天镇静、活动减少,夜间烦躁、通宵难眠的不良反应。

（5）抗精神病类药物。如丙米嗪、多塞平（多虑平）、阿米替林、哌甲酯（利他林）、苯丙胺等抗抑郁症类药物,均会使人兴奋,影响睡眠。

（6）平喘类药物。如氨茶碱、麻黄素等。

（7）激素类药物。如碘塞罗宁、甲状腺素等,都会使人兴奋,难以入睡。

如果失眠症患者正在服用上述药物,应向医生咨询,是否服用其他药物或减少服用剂量。

失眠与人体生物钟有什么关系

从人出生开始,生物钟就逐渐形成,以使身体组织器官的活动具有一定的规律,对保证身心健康和提高工作效率十分重要,对获得高质量的睡眠更是必不可少的。睡眠—觉醒的昼夜节律,是睡眠节律中最明显、最重要的节律。对正常人而言,晚上10时左右睡觉,早上6时左右起床,最符合健康睡眠的要求。如果不按体内的生物钟的节律安排作息,昼夜颠倒,就会造成生物钟运转紊乱,使人体分泌的促进睡眠的褪黑素和促进觉醒的肾上腺素出现异常,导致睡眠障碍,人就会感到疲劳、情绪不佳。

有的人喜欢把夜生活安排在周六晚上,然后周日早上睡懒觉,殊不知这样做对绝大多数人来说并非好事,因为这会使人体生物钟紊乱,睡眠时间顺延,使星期天晚上难以入睡,导致星期一早上昏昏沉沉,而这种紊乱状态甚至需要几天的时间才能恢复正常。因此,治疗失眠多从调整人体生物钟开始,使被扰乱的睡眠节律重新变得有规律,可在一定程度上改善失眠。

失眠与多梦有什么关系

清晨醒来,有的人神清气爽,有的人却抱怨晚上做梦太多,影响了睡眠,导致白天学习、工作精力不足。其实这种看法是错误的。做梦并能回忆梦境并不是睡眠不深的标志,也不能说做了梦就是夜间没有睡好。因为不管有无做梦的感觉,每个人在夜间睡眠时都必定做4～5次梦,属于正常现象。

监测述说做梦多的慢性失眠患者的脑电图,可以发现他们的睡眠周期和普通人并无差别。因此,长期失眠患者的述说是不可靠的,他们往往对睡眠时间期望过高,而对实际睡眠时间估计过低。心理测试发现,这类体验同性格有直接的关系。因此,以是否多梦来判断是否失眠和失眠的程度是毫无根据的。

失眠与神经衰弱有什么关系

在日常生活中，失眠与神经衰弱密切相关，主要体现在以下几方面：

1. 失眠属于神经功能性疾病，而神经衰弱则不属于神经系统器质性疾病，但也是一种神经功能疾病，是由精神因素引起的，主要症状表现为容易激动，对声、光、冷、热等刺激极为敏感，并经常伴有头晕、心慌、厌食、性功能异常、失眠、多噩梦、无精打采、思维迟钝、记忆力减退等。

2. 神经衰弱患者在各种刺激因素的影响下，可造成神经活动过度紧张，使神经细胞康复能力下降，大脑皮质衰弱，皮质下功能调节障碍，最后导致自主神经功能紊乱，最早出现的症状和最典型的症状就是失眠，主要症状有睡不着、浅睡、早醒、醒后不易再睡、多梦、白天感觉疲劳、头晕、头疼、感觉过敏等。

3. 有失眠症状的人不一定是神经衰弱者，但绝大多数神经衰弱患者都有失眠症状。

失眠与情绪过激有什么关系

当一件令人振奋的事突然降临，人们可能会激动不已；当遇到令人十分痛苦的事情，人们可能会忧心忡忡或愤恨不已；而当被一件使人百思不解的事情所困扰时，人们通常冥思苦想，以致辗转反侧，夜不能寐。以上情况均属于情绪过激。

中医理论认为，所谓情绪过激，是指喜、怒、忧、思、悲、

恐、惊七种情绪激
烈的而且是长期的
变化，还认为这七
种情绪活动由五脏
分主，如果情绪过
激，则影响脏腑功
能，如过喜则伤心，
使心气涣散；忧悲
则伤肺，悲则气消；

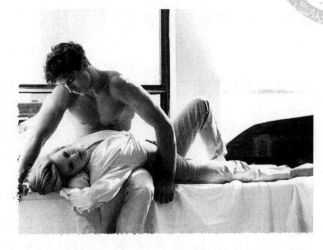

过思则伤脾，气机结滞；怒则伤肝，血气上逆；惊恐则伤肾，
惊则气乱，恐则气下。

　　由情绪过激导致的失眠，初期表现为气机紊乱，心神不
宁。若气机郁结日久，则化生火热，灼伤气血；气血不足，则
心神失养，势必加重失眠，反过来又造成情绪过激，如此便形
成了恶性循环。

性功能与失眠有什么关系

　　性功能障碍或性生活不和谐是导致一些人失眠的重要
原因。当人处于性欲旺盛期时，如长时间得不到宣泄，神经系
统便处于高度亢奋状态，焦虑不安、烦躁、失眠便接踵而来。
这一点在女性身上表现得更加突出，这是因为男女的性欲激
发、性高潮、性欲消退在时间上有较大差距。男性性欲激发较
快，在性生活中能很快达到性高潮，之后性欲快速消退，因此
可以在短时间内入睡。但是，女性的性欲激发与消退的过程
是缓慢的，在性生活中比男性更难满足性欲，更容易产生失

眠。反之,失眠又可能引发性功能障碍,造成恶性循环。

心脏神经官能症是怎样引发失眠症的

神经官能症又名神经症、精神神经症,通常是指有头疼、头晕、失眠等症状,却又查不出任何原因的疾病,包括神经衰弱、强迫症、焦虑症、恐惧症、躯体形式障碍等。如果心脏患有神经官能症,在引起心慌、憋闷等症状的同时,会伴有明显的多汗、疲倦、失眠和多梦等。心脏神经官能症的发生是由于过度用脑、思想压力过重,使患者的精神长期处于高度紧张状态,超出人体的可调节范围,导致高级神经功能失调,继而发生自主神经功能紊乱。

心脏神经官能症多见于女性和青壮年,症状多种多样,常见症状为周身乏力、稍微活动就感觉心慌,并伴有头疼、头晕、激动、多汗、失眠、多梦等表现。因此,不可将心脏神经官能症引起的失眠症和其他类型的失眠症混淆,还须辨证施治。

易患失眠症的人群

哪些为失眠症的高发人群

以下几种人群比较容易患失眠症：

（1）吸烟、喝酒者。即使很少量的酒，也会对人的睡眠有影响。多数在晚上喝酒后入睡的人，往往在后半夜2～3时醒来，之后便再也无法入睡。这是由于酒精激活交感神经，使深睡眠期的时间减少。烟草中的尼古丁有类似于咖啡因的兴奋作用，可增加肾上腺素的释放，刺激中枢神经系统，唤醒身体。尤其是睡觉前1小时吸烟，后半夜往往醒来，难以再入睡。

（2）倒班工作者。大多数人对于倒班工作很不适应，因工作时间和正常的作息时间不一致而产生的失眠称为"倒班工作睡眠障碍"。人体的生物钟不能自动适应倒班日程，其调节过程比较缓慢，至少要1周时间。

（3）出差、旅游者。出门在外，饮食、作息时间往往没有规律，生活节奏被打乱，会导致原来的睡眠节律紊乱，很容易导致想睡觉的时候睡不着，而不该睡觉的时候想睡觉。

此外，由于职业的原因，白领和脑力工作者的失眠症发病率比其他人高。

老年人易患失眠症的原因是什么

虽然年龄因素和失眠有一定的关系,但没有必然联系。一般来说,人进入老年阶段后,睡眠模式逐渐发生变化,表现为夜间睡眠浅而容易惊醒,睡眠中多次出现短暂的觉醒或早醒,睡眠质量下降;有的老年人出现睡眠时间提前,表现为早睡早醒;也可能出现分阶段睡眠模式,即睡眠时间在昼夜之间重新分配,夜间睡眠减少,白天瞌睡增多,经常小睡,因此在 24 小时内的总睡眠时间并不减少。这说明老年人获得深睡眠和长时间睡眠的能力下降,而不是睡眠时间减少。

老年人的失眠比例比较高,就是由于老年人的深睡眠时间减少,多梦,造成睡眠质量下降所致。但不是所有老年人都失眠,这可能与其他因素(如生活方式、心理状态、健康情况)有关,应积极寻找失眠的原因,对症治疗,而不要一味归咎于年龄。

脑力劳动者易患失眠症的原因是什么

白领、脑力劳动者由于职业的关系,容易患失眠症,失眠人数占我国总失眠人数的 60% 以上。其主要原因有以下几点:

(1)用脑时间过长。由于神经系统长时间处于紧张状态,大脑释放的兴奋物质过多,脑细胞过于兴奋而导致神经系统超负荷工作,这种兴奋状态使大脑难以得到正常的修复和抑制,因此容易患上神经衰弱和失眠症。

(2)深夜工作的习惯。不少白领还有深夜工作的习惯,甚至为了工作而通宵达旦。长期晚睡早起,加之中午又没有午睡时间,使生物钟紊乱,更容易导致失眠。

(3)饭后立即投入工作。这种做法是不符合用脑卫生的。这是因为,饭后胃肠道的血液供应增加,脑部的血液供应便相对减少,而大脑对血液供应十分敏感,所以饭后立即用脑容易引起失眠症。

(4)工作压力过大。紧张而繁重的工作任务使白领们经常加班加点地去完成,导致不能正常休息。所以第二天困倦不已,不愿起床,又常常因为怕上班迟到而不吃早饭,这样临近中午时往往感到浑身无力,注意力分散,久而久之,会因脑部糖原及氧气不足而导致失眠。

女性失眠症患者为什么高于男性

据统计,女性失眠的次数约为男性的 2 倍。女性在睡眠程度、质量、时间上多与生理因素有直接关系。

(1)女性在月经来潮前,卵巢停止分泌雌激素和孕激素,体内激素水平下降,致使情绪烦躁不安、易怒或抑郁。因此,女性通常在月经来潮前 1 周出现失眠,以入睡困难为主要特征,是经前期紧张综合征患者抱怨最多的问题。

(2)妊娠期女性的睡眠障碍开始多表现为嗜睡,进而逐渐发展成为严重失眠,一般都与睡眠姿势不当、腰痛、尿频、胎动有关。一般失眠症状在分娩后依然持续存在,主要与夜间照顾婴儿有关,以后逐渐会恢复正常。

(3)女性在绝经前后的更年期里,激素分泌水平下降,褪黑素减少,容易出现慢性抑郁、焦虑等症状,引发失眠。一般情况下,绝经期失眠症经过数月或数年后可自行缓解。

(4)对于既要照顾家庭,又要兼顾工作的女性来说,家庭的琐事和工作的压力都有可能导致失眠。

相比之下,男性不管在事业上还是家庭上,应对能力和承受能力都要比女性强,而且男性又不必经历月经、妊娠、分娩等痛苦,不会因此而产生失眠,所以男性失眠症患者明显少于女性。

失眠与健忘症的治疗与调养

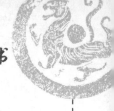

失眠症会给身体造成哪些不良影响

失眠会给患者自身带来哪些不利影响

对患者自身来说，失眠会带来许多不适症状及精神表现，如头晕目眩、心悸气短、体倦乏力、不思饮食、胆怯恐惧、急躁易怒、腰酸腿软、注意力不集中、健忘、工作与学习效率下降等。另外，长期服催眠药会导致催眠药成瘾，抑制和损害机体的免疫系统，减弱机体对疾病的抵抗力，从而对身体造成严重不良影响。

失眠症会给身体造成哪些危害

长期失眠对人体的负面影响是巨大和持久的，其可怕程度应该引起人们的广泛重视。具体来说，主要有以下几方面的影响：

（1）影响正常的学习与工作。失眠使人精神疲劳、无精打采、烦躁、焦虑、嗜睡、注意力不集中，以及记忆力、判断力、学习能力、工作能力下降，导致工作效率降低。

（2）引发精神疾病。由于大脑功能受损，情绪容易失控，行为放肆，不能认识和承认错误，伴有偏执狂的症状，容易诱发精神错乱、抑郁症、躁狂症等。

（3）存在安全隐患。有些职业要求注意力集中，不可有丝毫懈怠。如汽车司机、轮船驾驶员、飞行员，以及操作机床、吊车的工人，如果睡眠不足，易引发在白天不该睡觉时打瞌睡，轻则容易引发生产、交通事故，重则可以危害自身和他人的生命安全。

（4）危害健康。睡眠不良有可能导致糖尿病、肥胖、胃肠道溃疡、血管硬化、心脏病、癌症，长期失眠会引起人体免疫力下降和情绪烦躁、精神焦虑，并且极易引发高血压、神经衰弱，甚至还会突发心脑血管疾病等。

失眠与脱发有什么关系

一般人到 60 岁左右，肾脏功能会逐渐下降，由此引起白发或脱发是正常现象。但在中年甚至青年时就出现脱发则是一种疾病。头发的营养不良与肾虚有关，而造成肾虚的最大原因就是睡眠质量不高，或存在不良的睡眠习惯。

在大城市夜生活日益丰富的情况下，许多人不再"日出而作，日落而息"，而是通宵达旦地工作或娱乐，使大脑皮质一直处于十分兴奋的状态。大脑皮质的兴奋需要大量新鲜血液输送营养，所消耗的养分约占人体日常所需营养的 1/4，而头皮组织所需要的营养只是靠颈动脉的侧支来供给。大脑越兴奋，从颈动脉输送来的血液就越多，输送到颈动脉侧支的血液就减少，时间一长，头发组织由于供血不足，就会出现发干、发白、发脆的症状，甚至导致脱发。

失眠与肥胖有什么关系

最新的科学研究结果表明，失眠可导致成年人肥胖，尤其是中年人或老年人。这是由于人体在深度睡眠中会制造生长激素，深度睡眠的时间减少会直接导致生长激素分泌减少，可导致大多数成年人身体脂肪堆积，腰围增加、肌肉松弛。

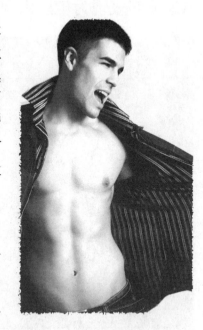

据统计，年龄在 25 岁以下的男子，深度睡眠时间一般占总睡眠时间的 20％；而年龄在 35 岁以上的男子，深度睡眠时间只占总睡眠时间的 5％；到 45 岁时，无论男女，已基本失去深度睡眠能力。到 50 岁以后，总睡眠时间大约每 10 年减少 27 分钟，而且在夜间经常醒来，醒来后清醒的时间随年龄的增长而延长。所以，中年或老年失眠者易导致肥胖，而肥胖更易导致其他常见病。

儿童患失眠症造成的不良后果有哪些

目前，越来越多的小学生出现头疼、记忆力减退、失眠等神经衰弱的症状。除其中一些患有儿童孤独症、儿童多动综合征的孩子外，患有夜惊症、强迫症、恐惧症等心理疾病的儿童也已达到患者总数的 10％ 左右。因此，家长应该高度重视以下几个方面：

（1）心理障碍。焦虑症多表现为容易紧张、烦恼、焦虑；强迫症多表现为敏感多疑、过分克制、思虑过多、优柔寡断、注重细节、要求十全十美；恐惧症多表现为性格怯懦、胆小害怕、总有不安全感。

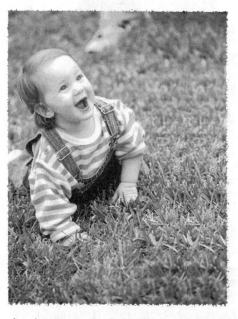

（2）心理问题躯体化。孩子产生紧张、焦虑等不良情绪后，告诉家长的可能是头痛、失眠、胃不舒服、浑身没劲等症状。家长应细心观察，耐心询问，以免误诊。

（3）人格缺陷。多数孩子发病前，人格上有一定缺陷，如强迫症多数是由于精神创伤或心理压力造成的。

儿童失眠与近视有什么关系

近视与睡眠不足有一定关系，儿童的近视与失眠的关系更为密切。青春期前是近视眼形成的高峰期，支配眼睛局部的交感神经与副交感神经失去平衡，是近视眼形成的病理基础。如果儿童睡眠不足，可能引起自主神经功能紊乱，进而影响眼部的神经，引起眼部睫状肌调节功能的失调，导致近视。

因此，少儿卫生专家建议，孩子在青春期前，每天应该睡足 9~10 小时。如果有可能，最好中午也睡上半小时至 1 小时，这样对于预防儿童近视有很大帮助。

失眠与儿童身体发育有什么关系

每位父母对孩子的身高都很重视，但却往往忽视了孩子每天的睡眠时间。有些家长经常埋怨孩子，早晨即使在父母的千呼万唤中醒来，也不肯起床。究其原因，这些懒床的孩子不是入睡困难，就是睡眠质量不佳，因为大多数孩子都要在晚上 10～11 时才能入睡，从而大大缩短了孩子的正常睡眠时间。

研究表明，1～3 岁的孩子每天需要睡 11～12 小时，4～7 岁的孩子每天要睡 10～11 小时。如果孩子晚上 11 时入睡，每天的睡眠时间才 8 小时，这对孩子的身高发育极为不利，严重影响了孩子的健康成长。因为，促进孩子长高的生长激素，只有在睡眠状态中才能充分分泌，尤其是在熟睡时。孩子如果经常失眠，就会影响生长激素的正常分泌，时间一长，失眠孩子的身高将明显低于睡眠充足的孩子。

促进失眠与健忘症
患者睡眠的方法

生活中的一些不良习惯易使人产生疲劳、嗜睡、情绪不稳定等症状，进而采取违背良好睡眠卫生原则的行为，如打盹、白天喝茶或饮咖啡、夜间饮酒等，使睡眠到觉醒节律不稳定，容易导致失眠。

导致失眠的不良习惯和促进睡眠的方法

哪些不良的生活习惯会直接影响到睡眠

生活中的一些不良习惯易使人产生疲劳、嗜睡、情绪不稳定等症状，进而采取违背良好睡眠卫生原则的行为，如打盹、白天喝茶或饮咖啡、夜间饮酒等，使睡眠到觉醒节律不稳定，容易导致失眠。导致睡眠卫生不良的因素主要有以下几方面：

（1）每天的睡眠时间没有规律、白天午睡或躺在床上的时间过多等。

（2）睡眠之前从事容易使人兴奋的活动，如阅读惊险刺激的小说、观看情节复杂的影视剧、进行体育锻炼或程度较强的脑力活动等。

（3）睡觉之前过量吸烟，过量饮用咖啡、酒等。

（4）卧室光线过于明亮、室温太高或太低、噪声太大等。

（5）缺少体育锻炼和体力活动。

（6）不健康的饮食习惯。不吃早餐或胡乱吃一口、吃盐过多、蛋白质和脂肪摄入过多、维生素摄入过少等，都可引起失眠。

哪十种睡前习惯容易导致失眠

以下 10 种不良的睡眠习惯可导致失眠：

（1）睡前生气。人发怒时，会使心跳加快、呼吸急促、神经紧张，处于这样的生理和心理状态下往往难以入睡。

（2）睡前饱餐。睡前吃得过饱，胃肠的消化负担加重，胃部神经信号会不断刺激大脑，使人难以安睡。

（3）睡前饮茶。茶叶中的咖啡碱等物质会刺激中枢神经，使人兴奋而无睡意。尤其是睡前喝浓茶，对身体健康危害极大。

（4）剧烈运动。睡前剧烈活动，会使大脑内控制肌肉活动的神经细胞呈现极强烈的兴奋状态，不能很快入睡。

（5）枕头过高。枕高以 8～12 厘米为宜，过高则会影响呼吸，易打呼噜，导致颈部不适或失眠。

（6）枕手睡眠。两手枕于头下睡觉，会影响血液循环，引起上肢麻木酸痛，还易使腹压升高，诱发反流性食管炎。

（7）被子蒙头。以被蒙头易引起呼吸困难，吸入自己呼出的二氧化碳，不但容易做噩梦，而且有窒息的危险。

（8）张口呼吸。这样不但会吸进灰尘，且极易使气管、肺受到冷空气的刺激。

（9）迎风而睡。睡眠时，人体的适应能力降低，迎风而睡易受凉生病。

（10）坐着睡眠。这样会使心率减慢，血管扩张，减少流到各脏器的血液，从而加重脑缺氧，导致失眠、头晕、耳鸣。

提高睡眠质量的"八忌"是什么

科学的睡眠习惯可以带来良好的睡眠质量,以下"八忌"每天都应遵守。

(1)晚上睡觉前喝酒会伤身。

(2)晚饭吃得太咸,容易患"睡眠死亡症"。

(3)坐着睡觉会患"脑贫血"。

(4)开灯睡觉会破坏人体免疫功能。

(5)心脏病患者不宜睡觉太多,否则容易增加血凝危险。

(6)睡觉时不要上抬手臂,否则会使肩臂酸痛,诱发反流性气管炎。

(7)睡觉前要慎用止咳药,以免抑制咳嗽反射。

(8)周末、假日睡觉不要懒床,睡懒觉对身体健康有害。

另外,根据不同季节,还应遵循四季睡眠节律:春夏季节应晚卧早起,秋季应早卧早起,冬季应早卧晚起。

上床后为什么应忌思考问题

不少从事领导工作和经营管理工作的人习惯晚上躺在床上回想当天所做的工作,或制订次日的工作计划;还有些人在入睡前总喜欢回忆当天高兴、有趣或生气、难过的事情。其实,这些都是睡眠的不良习惯。当一个人已作好了睡觉准备,如果再动脑考虑问题,往往会因为考虑问题而使大脑过度兴奋而引起失眠。

因此,应在上床睡觉以前就把当天的工作总结好,并做好次日的工作计划;若有印象深刻的事应提前与亲人或朋友分享交流一下，将情绪发泄出来，然后心情平静地上床睡觉。这样做，就不会影响睡眠了。

睡前操作电脑对睡眠有什么影响

随着互联网的普及，人们使用电脑的时间越来越长。对于忙碌的上班族来说，一些人晚饭后会选择在电脑前加班，

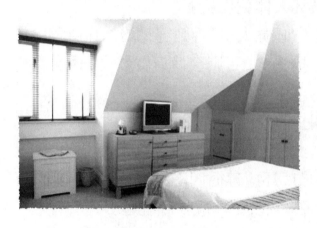

有的人则喜欢在夜晚上床前用电脑玩游戏、看电影或聊天。这些做法都会给睡眠带来不利影响。健康专家提醒，临睡前使用电脑会严重影响睡眠质量。

在正常情况下，人的体温为白天高而夜晚低，两者温差越大，则越容易获得深度睡眠。如果临睡前使用电脑，明亮的显示器会对眼睛和神经系统产生强烈的刺激，破坏人体体温变化规律，使原本该降低的体温处于相对较高的状态，进而影响睡眠质量，甚至出现失眠、多梦等睡眠障碍。要想拥有良好的睡眠，应在睡前2小时停止使用电脑，卧室中尽量不要摆放电脑、电视机或手机等物品，营造一个纯粹的睡眠环境。

"寒头暖足"有什么道理

睡觉时，尤其是在冬季，有不少人习惯用被子将头蒙上，

还有一些人喜欢把头靠近火炉、火墙睡觉，使头部的温度升高以御寒，殊不知这是一种不良的睡眠卫生习惯，容易引起失眠。

早在马王堆汉墓出土的帛书《脉法》中，就提出了"寒头暖足"的养生原则，足见前人在睡眠卫生方面是主张头部的温度不宜过高的。唐朝名医孙思邈在《千金要方·道林养性》中说："冬日冻脑，春秋脑足俱冻，此圣人之常法也……冬夜勿覆头，得长寿……头边勿安火炉，日久引火气，头重目赤，睛及鼻干。"这几句话都是说头部的温度不宜过高，尤其是在睡眠时，应当经常保持较寒凉的状态。

从现代科学研究来看，同样主张睡眠时头部的温度稍低一些。这样既能够加速入睡，也有利于提高睡眠质量。

失眠症患者午睡是否会影响夜里的睡眠

人体的生物钟除遵循睡眠—觉醒的昼夜节律外，白天还有三个睡眠高峰——上午9时、中午1时和下午5时，尤其以中午1时的睡眠高峰较明显。白天的睡眠节律往往被繁忙的工作和紧张的情绪所掩盖。当外界刺激减少时，人到中午就会有困乏感。因此，午睡是人体的正常生理需要，能使大脑和身体得到放松与休息，有利于下午和晚上的学习、工作。

对于失眠症患者来说，白天是否可以午睡，还要视所患失眠症的类型而定。由于精神因素引起的失眠症患者，不宜在白天午睡，否则可能导致在夜间更不易入睡。但对于因疾病因素、不良生活习惯，以及因噪声、光、空气污染、环境改变等环境因素引起的失眠症患者来说，白天适度午睡，既可以补充前一个晚上的睡眠不足，又不会影响当晚的睡眠，不失为一个好习惯。

怎样避免因用脑过度而影响睡眠

选择最佳脑力劳动的时间和时限，科学合理地用脑，不仅能提高学习与工作效率，更能消除由于脑力劳动过度引起的失眠。合理用脑应注意以下几点：

（1）掌握自身"生物钟"规律。应选择自己精力充沛、精神集中的最佳时刻，全力用脑。

（2）保护大脑。人的精力有限，所以用脑必须做到有张有弛，劳逸结合，忌疲劳工作。

（3）过饥或过饱时不用脑。过饥或过饱时，大脑血流减慢，供氧量减少，思考能力下降，不宜过度用脑，以免因供血不足而影响学习、工作效率。

（4）用脑时禁止吸烟、喝酒。香烟与酒精中的有害成分都会抑制大脑的高级活动能力。

（5）经常活动。静坐过久，会使大脑的血液和氧气供应不足，而运动可以加快血液循环，提高用脑效率。

（6）情绪乐观。乐观的情绪能够使大脑适度兴奋起来，使注意力高度集中，有助于提高学习、工作效率。

失眠症患者为什么不可吸烟

吸烟是一种不良嗜好，对人体危害极大。香烟内约含有20种有害物质。其中，尼古丁是一种中枢神经毒麻剂，吸入人体后，可使全身血管收缩，影响脑部的血液供应；香烟燃烧后产生的一氧化碳与血液中的血红蛋白结合，可降低血液运送氧气的能力，严重影响大脑的功能。所以，吸烟过度者或长期吸烟者，经常会出现失眠多梦、记忆力减退、思维迟钝、注意力不集中、工作效率降低等症状。

实验表明，小剂量的尼古丁有轻度的镇静和放松作用，高浓度的尼古丁则有类似于咖啡因的兴奋作用，可增加人体的警觉度，导致入睡困难和半夜觉醒。与不吸烟的人相比，吸烟的人从上床到入睡的时间要延长 19 分钟左右。因此，建议有吸烟嗜好的失眠者应当尽快戒烟。烟瘾较大、一时不能戒烟者，在上床前 1 小时内不要吸烟。

失眠症患者为什么不宜饮酒

喝酒可抑制人体神经系统的正常活动，虽然暂时可以使人入睡速度加快，但是一觉醒来，会导致头昏脑胀，久而久之，可导致失眠。这是因为酒后入睡，在酒精的刺激下，大脑比清醒时还活跃，而且酒中的甲醇、铅、杂质等进入人体后，要靠肝脏负责排出体外。夜晚喝酒后，人体新陈代谢减慢，肝脏解毒能力相应减弱，有害物质容易积蓄在体内，对身体健康极为不利。

酒精还可以干扰正常的睡眠结构，使浅睡时间增加，睡眠因此变得断断续续。更为明显的是，到了后半夜，酒精的作用逐渐消失后，会引起反跳性失眠，使总体睡眠效率下降。饮酒者的睡眠脑电图表现为中途多次觉醒，睡眠阶段的转换频率加快，以及早醒。长期大量饮酒者的睡眠量可大幅度减少。

因此,经常喝酒的失眠者应戒酒。即使偶尔喝酒,也要以50毫升白酒或一小杯啤酒为限。

为什么说"节假日大睡一场"是一种不良习惯

很多人喜欢在节假日的早晨大睡一场,认为可以把以前缺少的睡眠都补充回来。这是一种错误的想法。节假日大睡一场不但会越睡越累,还对人体产生各种危害:

（1）使人体的各种生理代谢活动水平降到最低,各种感受功能减退,易导致自主神经功能紊乱,引起失眠。

（2）破坏人体的生物钟节律,使内分泌系统出现异常。

（3）长时间处于睡眠状态后,人体的血液循环失去了原来的规律性,导致脑组织供血不足。

（4）长时间闷头大睡可能引发其他疾病,对运动系统和泌尿系统产生不利影响。

（5）如果不及时对睡眠时间加以调整,还会导致节后精神不振,情绪低落,睡眠节律紊乱,影响正常的工作和生活。所以,在节假日期间,应当抓紧机会,调整平时不健康的睡眠规律,养成早睡早起的好习惯。

面对面睡觉对睡眠有什么影响

有些夫妻睡觉时喜欢面对面或拥抱而眠。从情感交流的角度来讲,这样睡眠有利于加深感情。但从健康的角度来说,这样做弊大于利。

（1）面对面睡觉,会吸入对方呼出的废气。人呼出的废

失眠与健忘症的治疗与调养

气中含有大量的二氧化碳和代谢废物，睡眠时若长时间吸入的话，会使体内废气物增多，且影响大脑摄入充足的氧气，从而抑制睡眠中枢的兴奋体，使人难以进入深度睡眠。采用这种方式睡眠的夫妻，不但不利于体力和精力的恢复，还会出现易醒、多梦等现象。久而久之，甚至会导致失眠。

（2）面对面睡觉时身体总是保持同一姿势，这使身体的某一部位总是处于受压过度状态，致使该部位产生酸麻现象，容易使人惊醒而影响睡眠。另外，若身体不能随时调整到最舒适的体位，则易产生疲劳感，一觉醒来非但不觉得体力恢复、精力充沛，反而会感到腰酸背痛、疲惫不堪。

（3）面对面睡觉，如果一方稍一挪动身体，另一方很容易从睡梦中被惊醒，造成相互干扰。频频中断睡眠，也容易导致失眠。

如果不想分开睡，男方应采取仰卧位，女方可将头靠在男方肩部，这样不会相互吸入对方呼出的废气。

创造良好的睡眠环境来促进睡眠

怎样才能创造一个良好的睡眠环境

（1）选择适合自己的床。人的一生中有三分之一的时间将在床上度过，太软或太硬的床都会引起腰背酸痛，所以，根据自身的要求，选择舒适的床是保证睡眠质量的关键。

（2）床上用品的手感、颜色、重量、保温程度也很重要。舒适是第一标准，夏季时要注意被褥散热良好，冬季则要注意保暖。

（3）布置好卧室。卧室内家具的位置要适宜，电器尽量远离床，不要在卧室内摆放与睡眠无关的设施，更不宜在卧室内放置使人感觉不适的花卉。

（4）避免光线、噪声等外界因素的干扰。

（5）保持卧室通风良好，空气湿度控制在 45%～55%。

（6）卧室的温度在夏季应保持在 20～23℃，冬季应保持在 18～20℃。

（7）避免闹钟、电话等干扰。

（8）床头尽量要朝向北方。人入睡时头部与地球磁场方向保持一致，更有利于保证睡眠质量。

什么样的卧室更能促进睡眠

（1）面积。合适的卧室面积应在 15 平方米左右。面积过小显得压抑，氧气含量也不足；面积过大则显得空旷，不易保暖。

（2）高度。卧室高度应为 2.6～2.8 米，过高或过低都会使人不舒服。

（3）朝向。朝南或朝西南方向的卧室白天阳光充足，空气流通较好，最有利于晚上睡眠。

（4）进深。合适的卧室进深与采光、通风有直接的关系。一般来说，卧室的最佳进深为高度的 2 倍左右。

（5）陈设。卧室的陈设应以简洁、实用、整齐、舒适为原则，尽量避免拥挤杂乱，要留有一定的空间，以减少不适的感觉。具体布置可根据个人喜好，淡雅温馨的卧室会使人感觉轻松。

（6）颜色。墙壁、窗帘、天花板的颜色与睡眠气氛关系最为密切，因为不同的颜色对人的情绪会产生不同影响。夏季，淡蓝色和淡绿色对于安定情绪有很好的效果；冬季，淡黄色、淡粉色会给人以温暖的感觉。

（7）通风。卧室必须定期开窗，保持室内空气流通，降低室内的二氧化碳等有害气体的浓度，减少灰尘、微生物、病原体的数量，使人心情舒畅，有利于睡眠。

（8）温度、湿度。卧室的温度应保持在 20℃左右，相对湿度 50％左右，这时人体感觉最舒适。被窝儿内的温度为 32～34℃，相对湿度为 50％～60％时，人最容易入睡。

失眠症患者选择什么样的床垫好

床垫对睡眠起着至关重要的作用，质量低劣、感觉不适的床垫会使人辗转反侧，引起失眠。以下是选择床垫的原则：

（1）适合自己。选购时，应从身高、体重和床垫类型等几方面考虑。身高越高、体重越重者，应选择越硬的床垫，反之应选择偏软的床垫。床垫的长度应比身高长 20～25 厘米。单人床垫宽度以人体肩宽的 2.5 倍为宜，双人床垫宽度以两人肩宽的 2 倍为宜。床垫高度一般为 20～30 厘米。弹簧床垫可使体重平均分布，经久耐用，可分为普通弹簧床垫、独立袋装弹簧床垫和活性独立袋装弹簧床垫三种。泡沫床垫充满弹性，能提供平稳舒适的睡眠，缓冲翻身的震动，不会影响同床者。乳胶床垫有很多开放的孔洞，空气流通充分，吸水性能好，感觉舒适，经久耐用，但非常沉重。

（2）躺下试试。选择床垫时，不应只用手或膝盖感觉床垫的硬度，还要按习惯的睡姿躺下。喜欢侧卧者应选择偏软的床垫，喜欢仰卧者可选择较硬的床垫。人体侧卧时，软硬适中的床垫可以使脊柱保持水平，让身体得以充分放松。仰卧时，将一只手平插到肩部、腰部和臀部下面，如果感觉三处压力相当，这个床垫就适合仰卧者。

失眠症患者选择什么样的枕头好

（1）长度。成人枕头的长度应以超过自己肩膀宽度 15 厘米为宜，这样在睡觉时可以自由翻身，保持呼吸通畅，而不必担心头掉到床上。

（2）宽度。枕头的宽度一般以比肩膀稍宽为好，因为过窄的枕头容易使头部后仰，既影响睡眠时的安全感，又容易使人落枕。

（3）高度。枕头的高度依各人颈椎的生理曲线而定。仰卧时，枕高为 5～8 厘米；侧卧时，女性枕高为 7～12 厘米，男性枕

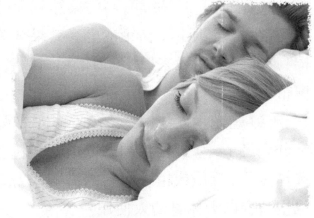

高为 11～14 厘米。但在睡眠时经常仰卧和侧卧交替，因此枕高可为 8～12 厘米，男性可增加 2 厘米。枕头高度也可与自己的拳高（握拳时虎口向上的高度）相等作参考。

（4）枕芯。以质地柔软、感觉舒适为宜。荞麦皮、菊花、黑豆皮、绿豆皮、决明子、茶叶等，都可作为枕芯。

（5）硬度。枕头过硬会使人感到不舒服，容易被硌醒；过软则会导致颈肌疲劳，影响呼吸通畅，不利于睡眠。软硬适中的枕头才有利于身体健康，促进睡眠。

（6）温度。人入睡以后，头部温度一般为 34～34.5℃，头部温度过高则不易入睡。所以根据不同地区、不同季节，应选用不同的凉枕、暖枕，使头部保持最佳的睡眠温度。

失眠症患者应如何选择卧室窗帘

从材质上分，窗帘有棉、麻、纱、绸缎、植绒、竹、人造纤维等。棉质、麻质窗帘适用于卧室；绸缎、植绒窗帘质地细腻，

豪华艳丽,遮光、隔音效果都不错,但价格相对较高。在选购窗帘时,除考虑装饰性外,应该重点考虑以下几方面:

（1）隔音。当持续噪声污染达到 30 分贝时,就会干扰人的正常睡眠。所以,窗帘的隔音效果至关重要,质地以植绒、棉、麻为佳。一般来说,越厚的窗帘隔音效果越好,质地好的窗帘可以减少 10% ~ 20% 的室外噪声。

（2）遮光。夏天时,清晨 6 时左右卧室中的阳光就已经十分充足了,为了不影响睡眠,窗帘的遮光效果十分重要。宜选择深色、棉质或植绒面料的窗帘,以起到较好的遮光作用,也很适合白天休息的人使用。

（3）保暖。植绒窗帘面料厚重,保暖性较好。在所有颜色中,深红色最保暖,适合冬天使用。

（4）颜色。颜色过深的窗帘易使人心情抑郁,不利于睡眠;颜色太浅或过于明亮的窗帘易造成视觉疲劳,使人心情烦躁。浅绿、淡蓝等自然、清新的颜色,能使人心情愉悦,有助于精神的放松;失眠者可以尝试选用红色与黑色相配的窗帘,有助于尽快入睡。

失眠症患者选择什么样的睡衣好

睡衣的舒适与否,直接决定睡眠的质量。选择睡衣时,可以参考以下原则:

（1）款式。睡衣可分为上衣和裤子,也有睡袍,要求松软宽大,贴身而不紧,便于在床上翻身起卧。睡衣上的纽扣越少越好,以免影响睡眠。

（2）颜色。睡衣的颜色以浅色为佳,如天蓝、湖绿、白色、浅黄、粉红等。大红、大绿、大紫、黑色等颜色刺激性太强,不利于入睡。

（3）质地。睡衣的质地因地区和季节的差异而有所不同。比较常见的棉和混纺面料的睡衣既有吸水性,又不易起褶缩水,可作为首选面料。

用蚕丝制成的真丝睡衣,不仅质感顺滑,柔软舒适,而且还具有易干、吸湿、散热性强等特点,可增强身体表皮细胞的活力,促进细胞新陈代谢,对皮肤产生轻微的按摩作用,从而减少微生物在皮肤上滋生的机会,对人体有特殊的保健作用。

失眠症患者选择什么样的被褥好

（1）舒适。被子要柔软干燥,人体接触时应没有粗糙感,给人舒适的感觉,有助于入睡。丝绸锦缎之类的被子,既贴身防寒,又轻柔,能减轻身体压力,有助于气血流畅。

（2）宽松。被子要宽大松软而便于折叠,这样身体在其中转动方便,易于保暖,可以促进睡眠。

（3）颜色。床单与被罩最好选用质量好的棉织品,花色、条纹以素雅、简洁为宜。

（4）清洁。被褥要经常晾晒,保持清洁,这样既能杀菌消毒,防治疾病,又能使被褥松软而富有弹性,而且不易散热,使用舒适。

促进睡眠的各种办法

睡眠卫生对预防失眠症有何重要作用

什么是睡眠卫生

睡眠卫生是指有助于促进健康睡眠的正确态度、卫生措施和卫生习惯。

不良睡眠卫生习惯有哪些

很多人的失眠症状都是由于不注意睡眠卫生引起的，如睡觉、起床时间不规律，躺在床上阅读或看电视，晚上吃了过多令人不适的食物，睡前饮酒、吸烟等，都会造成失眠。

良好的睡眠卫生包括哪些内容

（1）了解睡眠的重要性。对睡眠要持有正确的态度和观念。既不能忽视睡眠，也不能轻视睡眠，更不能滥用睡眠的权力。合理、充足的睡眠才是健康的重要保障。

（2）培养和坚持合理的睡眠习惯，因为良好的睡眠习惯是健康睡眠的基础和保证。

（3）采取有利于健康睡眠的环境和心理卫生措施，营造有助于睡眠的环境和心境。

（4）采取合理而健康的生活方式。通过适当运动、均衡饮食使身体处于健康的状态，易于形成有规律、高质量的睡眠。

（5）采取有利于健康睡眠的精神卫生措施。建立积极的生活态度，以乐观的心态面对生活和工作中的压力和困难，并多参与使人心情愉悦的娱乐活动。

（6）在心理和行为上正确或恰当地对待睡眠障碍，尽早向医生咨询，积极配合治疗。

怎样做才算符合睡眠卫生

如果长期坚持以下符合睡眠卫生的原则，那么大多数失眠症患者就可以不用药而愈。

（1）白天头脑清醒与精力充沛是衡量睡眠是否充足的唯一指标，一旦达到这个指标就不再多睡。

（2）把床当成睡觉的专用场所，不要躺在床上看书读报，更不要躺在床上看电视。

（3）定时睡觉，按时起床，不轻易扰乱自己的睡眠节律。要尽量在每天的同一时间入睡、起床。即使生活中有突发事件，也要尽可能保持定时吃饭和睡觉的习惯。

（4）根据自己的情况，睡觉时尽可能采取右侧卧位，左侧卧位和仰卧次之。

（5）傍晚时分，丢开一切琐事。这样，就可以在上床后很快静下心来睡觉，不去想使人分心的事。

（6）不在过饱或过饿时上床，否则很容易引起失眠。

（7）定时、定量地运动可以缓解生活中积累的紧张感，放松身心，促进睡眠，但是必须注意的是不可以过量，一般隔天运动1次，每次20~30分钟即可。

（8）减少有兴奋作用的食物的摄入，如吸烟、饮酒、吃巧克力或奶酪、喝可乐等。以咖啡为例，其兴奋作用在饮后2~4小时达到最高，可持续几小时，是破坏睡眠的一大杀手。

（9）坚持每天睡觉前用热水泡脚，这是最经济快速的催眠方法。

调理失眠症日常应注意哪些事项

（1）心情舒畅。遇事不惊、泰然处之，保持良好的心境和乐观的情绪，有益于身心健康，可避免情绪激动、思虑过度等现象。

（2）合适睡姿。一般以右侧卧最为理想。这样，可使全身肌肉得到最大限度的松弛，肝脏处于自然位置，并能使心、肺、胃肠道的生理活动降到最低点，还可帮助胃中食物向十二指肠蠕动。

（3）重视休息。这是治疗失眠的天然良药，充分的休息既可防止肌肉痉挛、改善微循环，又能缓解局部神经的紧张度和敏感性，对失眠、抑郁症的康复具有不可估量的作用。

（4）二便通畅。保持大小便顺畅，有利于体内有害物质的排泄。

（5）适度运动。适度的体育锻炼有利于全身肌肉及大脑的放松，促进睡眠。

（6）起居有序。生活有规律，可以有效地调整人体生物钟的节律。

（7）节制房事。房事过度，易使人精神倦怠、头晕目眩、失眠多梦，不易入睡。

（8）改掉恶习。如戒除吸烟及喝酒等不良嗜好，减少喝咖啡。

（9）按时作息。改变夜生活的坏习惯，养成按时休息、起床的好习惯。

（10）每天梳头。坚持每天用木梳、牛角梳或手指梳理头发，促进头部的血液循环，长期坚持，可收到健身养脑、改善睡眠的作用。

（11）防治疾病。积极治疗身体疾病，特别是预防和治疗高血压、糖尿病、肺心病等慢性疾病。

睡前洗个热水澡对促进睡眠有什么好处

许多人喜欢在睡前洗个热水澡，以除去身体上附着的灰尘与汗渍，其实睡前洗热水澡的好处远远不止如此，其中最值得一提的便是它的助眠功效。对于失眠症患者来说，温热水盆浴的治疗效果最好。洗热水澡治疗失眠症主要功能有以下几点：

（1）可使全身血管扩张，内脏的血液因流入扩张的血管中而减少，脑部的血流也相对减少，这样会使身体和大脑备感疲倦，有利于促进睡眠。

（2）注意力集中于洗澡，可消除白天的烦恼，减轻精神压力，起到放松作用，有助于睡眠。

（3）热水可使肌肉放松，使白天积蓄在肌肉中的代谢产物被血液吸收,促进新陈代谢。

（4）可调节自主神经系统的功能,使之平衡放松。

（5）可去除皮肤上汗腺分泌的代谢产物。这些代谢物质可引起皮肤瘙痒,若不洗澡可影响睡眠。

（6）热水刺激人体表面的穴位,通过经络、腧穴的相互传播,使人产生昏昏欲睡的感觉。

睡前洗澡应注意哪些问题

临睡前洗澡有利血液循环,身体清洁的感觉和沐浴后芳香的气味也有助于睡眠。但要注意,沐浴的时间不宜过晚,因为洗澡往往会使体温在短时间内迅速升高,使大脑推迟释放出"睡眠激素",使人越洗越精神,不利睡眠。

（1）有利于睡眠的洗澡时间应该在睡前 2 小时。

（2）水温应控制在 40℃左右为最佳。

（3）洗澡时间不要超过半小时,否则会使身体疲惫,不利于睡眠。

（4）如果限于条件,只能在睡前洗澡,可以在浴后用湿毛巾冷敷额头 5 分钟,让体温快速回落到正常水平,以便尽快入睡。

失眠症患者睡前怎样能做到身心放松

自我放松法一般在想睡觉时使用,最好采用自己习惯的入睡姿势,脑子里想象舒适的情景,如想象自己躺在海滨松软的沙滩上,花园里柔软的草地上,沐浴着温暖的阳光,全身放松，缓慢地作深呼吸，这样可以刺激副交感神经，使心率变慢，消除肌肉紧张，令心情逐渐平静，有助于迅速入睡。如果还不能迅速入睡，可尝试以下方法：

（1）平躺在床上，四肢伸展成大字形，使全身肌肉放松，手臂、腿部肌肉用力绷紧3秒，再放松。

（2）仰卧于床上，放松身体，双腿向腹部蜷曲，双手用力抱住膝盖3秒后放松，身体伸展，恢复成大字形。

上述动作交替做5～10分钟，可逐渐消除全身的紧张感，在稍感疲劳的状态下昏昏欲睡。

什么是"先睡心，后睡眼"的睡眠法

"先睡心，后睡眼"是历代养生专家都十分强调的睡眠养生方法。唐代大医学家孙思邈就十分讲究睡眠养生。他在《千金要方·道林养性》中说道："凡眠，先卧心，后卧眼。"意思是说凡是睡眠，睡前当摒除一切喜怒忧思和烦愁，精神上尽量放松，做到恬淡虚静，内心安宁，静悄悄地躺着，使大脑处于抑制状态，然后慢慢合上双眼，自然就能酣睡入梦。

事实上，不能"睡心"者是难以安寐的。正如《老老恒言·安寝》中所说："心欲求寐，则寐愈难。盖醒与寐交界关头，断非意想所及。"这句话的意思就是说越想尽快

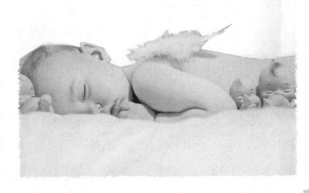

入睡，则越是睡不着，只有情绪放松下来，消除一切思虑，即首先"睡心"之后，才能真正渐渐入睡。

可以说，"先睡心，后睡眼"这一养生法值得那些入睡困难、睡眠质量差的失眠患者遵循，并在循序渐进的实践过程中治愈失眠症。

睡前擦洗下身为什么有助睡眠

睡觉前擦洗下身（指阴部），不仅是女性保持生殖器健康的好习惯，对男性来说也是必不可少的。男性的阴部皮肤褶皱较多，汗腺发达，比较容易形成卫生死角。如果不经常清洗，不但容易引起各种疾病，而且也会通过性生活传播病毒造成妻子的生殖器病变。经常擦洗下身，不仅能促进全身血液循环，而且还具有催眠的功效。有人曾经对坚持睡前擦洗下身的 51 例失眠症患者进行过观察，发现其中有 50 人的睡眠情况逐渐好转。

擦洗下身要遵循科学的方法。首先要注意擦洗的顺序，无论男性还是女性，应先把生殖器擦洗干净，再擦洗肛门部位，以防止生殖器与肛门互相沾染病毒、细菌。擦洗方向应先上后下，由前到后。

睡前用热水泡脚有什么好处

睡前用热水泡脚，能温通经脉，调和气血，使气机通畅，起到防病治病的效果。如果再按摩几下脚趾、脚心、脚背，会觉得好像有一股暖流在全身穿梭，轻松无比，闭上眼睛就能安然入睡。在全息生物学理论中,脚部是人体的相对缩影,脚掌内侧从脚跟到大脚趾的连线上分别对应着身体的头、颈、上肢、肺、心、肝、胃、十二指肠、肾、腰、下腹、腿、脚等部位。如温烫、按摩脚心处的涌泉穴,能治疗失眠、头痛、头晕目眩等症。当温烫、揉搓脚背时,其作用会影响到全身各部位,从而对人体实施整体调节,可以达到促进睡眠、防治疾病的目的。

（1）用热水泡脚可起到的作用:

① 可促进血液循环和新陈代谢。

② 增强机体的免疫功能。

③ 调节内分泌平衡。

④ 消除肉体疲劳和精神疲劳。

⑤ 有镇静作用,使紧张的身心得到放松,消除不快的心情。

（2）用热水泡脚时应注意:

① 洗脚水要似烫非烫,应控制在 42～45℃,水量以浸没脚背为度。

② 用双手以中等力度搓揉双脚,特别要留意脚趾、脚心,以使脚部发热。

③ 洗脚的时间最好在 15 分钟以上,这样才可发挥其保健作用,中间可适当注入热水,不能让水温降下来。

④ 洗脚后立即用毛巾将脚擦干,可以起到保暖的作用。

怎样洗澡才有助睡眠

洗澡时搓搓背,往往会使人感到身体轻松舒适很多。擦背不仅可以清洁背部的污垢,而且其本身就是一种很好的养生保健方法，对神经衰弱、失眠等慢性病可以起到较好的辅助治疗作用，尤其适合体弱多病的老年人。擦背简单易行，具体方法如下：

首先准备一条干毛巾，毛巾尽量粗而柔软。脱去上衣，把毛巾放在后背上，一手在上、一手在下来回拉动。几分钟后，双手交换位置再拉动。还可水平方向来回拉动，直到背部发热为止。一般持续 5~10 分钟，时间不可太短，否则起不到催眠作用。为避免感冒，应将室内温度控制在 20℃ 以上。

擦背可以每天进行，擦时用力要适度，不可擦破皮肤，以感觉舒服为宜。擦完后可稍作活动，以减轻腰部和颈部的疲劳。

怎样巧用洋葱、生姜来促进睡眠

洋葱和生姜的气味有安神的作用，可使大脑皮质受到抑制，能帮助失眠者入睡。具体方法为：取洋葱适量，洗净，捣烂，置于小瓶内，盖好，睡前稍开盖，闻其气味，一般 10 分钟后即可入睡。也可以将 15 克左右的生姜切碎，用纱布包裹，置于枕边，闻其芳香气味，便可安然入睡。这两种方法一般在使用 10 天至 1 个月后，睡眠质量就会明显改善。

另外，还可用洋葱自制"催眠饮料"：取洋葱 100 克切片，浸泡在 600 毫升烧酒中，1 周后取出。每天睡前半小时，将 10 毫升洋葱酒、90 毫升牛奶、1 个鸡蛋、半个苹果榨汁，一起调匀后饮用。

裸睡为什么能改善睡眠质量

裸睡,就是不着任何衣物的睡眠,可以极大地缓解失眠症状,尤其对于由心理因素引起的失眠,疗效更佳。裸睡主要有以下益处:

(1)没有睡衣的束缚,感觉无拘无束,使血流通畅,减少精神压力,放松身心,消除疲劳感,有助于获得深度睡眠。

(2)增加皮肤与空气的接触面,有利于血液循环和皮脂腺、汗腺的分泌,促进新陈代谢,消除不适感,使人快速入睡。

(3)身体自由度大,能够有效缓解白天因紧张引起的疾病和疼痛,促进睡眠。

(4)促进血液循环,使慢性便秘、慢性腹泻得到很大程度的改善,消除由以上疾病而引起的失眠。

失眠症患者裸睡时应注意哪些问题

(1)上床前应清洗外阴和肛门,并勤洗澡。

(2)睡眠环境要安静舒适,这样可以放松心情,有利于快速入睡。

(3)注意保暖,调节卧室的温度和湿度,避免受凉生病。

(4)床或床垫软硬适中,被褥要常清洗,并在阳光下曝晒,保持干净、蓬松。

(5)与异性、孩子合住或住在集体宿舍时不宜裸睡,要确保有相对隐秘、独立的环境,最好是自己单独居住时采用。

(6)裸睡时,皮肤直接曝露在环境中,灰尘和螨虫可能引起皮肤过敏或哮喘的发生,有过敏体质的人应该特别小心。

失眠与健忘症的治疗与调养

失眠者对裸睡的作用要有正确认识，毕竟它只是治疗失眠的方式之一，并非所有人都可采用。如神经病变引起的失眠，裸睡则没有治疗价值。

失眠症患者宜采用什么样的睡姿

对催眠有帮助的睡姿，以右侧卧为最佳姿势，采用这种姿势时心脏的位置较高，心脏负担相对减轻，利于血液循环、胃肠道蠕动及肝脏的代谢、排毒；右侧卧时，静脉回流也比较顺畅，会使交感神经活动减弱，副交感神经活动加强，全身肌肉放松，利于消除疲劳，快速入睡，而且侧卧睡觉能增加深度睡眠的时间，提高睡眠质量，增强身体免疫力。

睡觉时若有打鼾的现象，则应该采取仰卧睡姿。仰卧时，切勿将手放于胸口上，否则容易做噩梦。一般不提倡俯睡，因为俯睡会压迫胸腹部，影响心肺功能。右侧卧与仰卧的具体姿势如下：

右侧卧：右手向前伸或屈肘向上伸，右腿伸直，左腿弯曲，左膝与床面接触，左臂略屈，手掌放在左侧臀部。

仰卧：双手放于下腹部或身体两侧，一条腿弯曲，脚掌贴在另一条腿的膝内侧，舌抵上腭，作腹式呼吸，同时把注意力集中在下腹部。如感到腿部不适，可交换两腿位置。

怎样帮助孩子改善睡眠

失眠症状不单单发生在成人身上，一些孩子也会出现失眠症状。改善孩子的失眠问题，应从以下几点入手：

（1）卧室环境。孩子的体温调节能力很差，因此，睡眠环境要注意保暖，保持空气流通，但要注意防止有穿堂风。室内温度最好为 18～22℃，相对湿度为 50%～60%。

（2）不睡软床。孩子的脊柱在不断发育，睡过软的床易造成脊柱畸形。过硬的床对孩子的健康也很不利，因为坚硬的床不能适应人体曲线，会损伤肌肉和脊柱。

（3）熄灯睡觉。开灯睡眠，影响钙质的吸收，而缺钙既会加重近视，也会使孩子睡觉时容易惊醒。

（4）睡眠姿势。仰卧、侧卧、俯卧三种睡姿各有优缺点。因此，建议大人每 2 小时左右给孩子变换一下睡姿。

（5）早睡早起。除遗传、营养、运动等因素之外，孩子的身高与睡眠有密切的关系。晚上 10 时至凌晨 1 时是孩子分泌生长激素的高峰期。如果孩子在晚上 9 时之后入睡，未达到深度睡眠阶段，就会错过生长激素的分泌高峰期。

（6）不睡回笼觉。睡回笼觉会扰乱孩子的生物钟，使孩子无精打采、反应迟钝、记忆力差，甚至产生神经衰弱，容易失眠。

老年人防止失眠应怎样做

（1）白天少睡。老年人白天活动减少，可使白天睡眠时间延长，影响夜间睡眠质量。因此，老年人要尽量坚持白天清醒，以保证夜间有高质量的睡眠。但在下午一两点钟有睡意时，可睡 15～30 分钟。

（2）饮食合理。老年人的活动量减少，食欲差，所以应该合理安排好饮食与作息时间，尽量将晚饭安排在 19 时左右，晚饭后吃点水果有助于睡眠，也可以在睡前 2 小时左右吃几块热量高的点心，但在临睡前应该禁食。

（3）不饮酒。酒精的不良刺激，非但不能催眠，反而可降低夜间睡眠质量。

（4）晚上洗澡。睡前 2 小时洗个热水澡，可放松身心，易于入睡。

（5）少看电视。晚上看电视不可时间太长或看到很晚，否则容易造成失眠。

（6）调整心态。应逐渐适应老年人的生活模式，同时加强心态调整，否则很容易引起心理障碍，诱发睡眠障碍。

（7）谨慎用药。一旦出现失眠，不能单靠药物控制，首先要从生活方式、饮食、运动与心理等方面进行调理，效果不佳时，才可考虑药物治疗。

养花对失眠症患者有哪些益处

种植花卉不仅可以使人体验到劳动的乐趣和自然的美感，在栽培和欣赏的过程中也能放松身心，从而起到助眠的作用。况且许多花卉本身也是一剂安神助眠的良药。因此，养花对于失眠症患者来说可谓益处多多，具体表现在以下几方面：

（1）劳动健身。栽培花卉时，需要翻土、运肥；等到花卉出土，又要浇水、施肥、剪枝，这些劳动强度适中，可起到舒筋活血、强健身体的作用，有利于睡眠。

（2）赏心怡神。花卉色彩缤纷、千姿百态，可以美化居住环境，净化室内空气。生活于这样的环境中，可消除紧张、缓解疲劳、调节神经、安定心神,从而促进睡眠。

（3）花香沁人。不同的花卉可产生不同的香气,芬芳的香味通过嗅觉神经传递到大脑,有沁人心脾、静心宁神之效,并使全身气血通畅,心舒意爽,可调节人体的各项生理功能,使人拥有正常的睡眠质量。

（4）菜肴营养。中医向来有药食同源的说法。用花卉做菜肴,其色艳味美,有很好的防病治病作用。其中,菊花、枸杞子、牡丹、向日葵、茉莉花等均有镇静催眠的作用。

失眠症患者宜养哪些花卉

花香中含有净化空气、杀菌灭毒的物质——芳香油,不同的花卉能产生不同性质的芳香油,可调和血脉、调畅情志、调节人体生理功能。因此,患者可选择益于身心的并具特殊功能的花卉,以此来促进睡眠。

（1）龟背竹。在夜间吸收二氧化碳的能力要比其他的花卉高 6 倍以上。

（2）美人蕉。对二氧化硫有很强的吸收能力。

（3）石榴。室内摆一两盆石榴,能降低空气中的含铅量。

（4）石竹。种类很多,夏秋开花,有吸收二氧化硫和氯气的本领。

（5）海桐。夏季开花,叶片嫩绿光

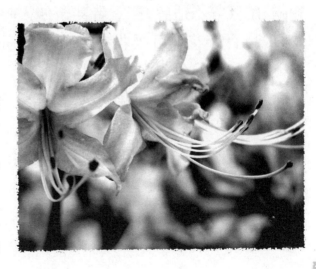

亮,四季常青。它能吸收光化学烟雾,还能防尘隔音。

(6)蔷薇。可较多地吸收硫化氢、氟化氢、乙醚等有害气体。

(7)雏菊。可有效消除氯三氟乙烯的污染。

(8)菊花、铁树。它们都有吸收苯的本领。

(9)吊兰、芦荟。可消除甲醛的污染。

(10)晚香玉、紫罗兰。这两种花可提神醒脑,使疲劳顿消。

另外,薄荷花、菊花、茉莉花对思虑型失眠有效;莲花的香味使人温顺,对多梦、烦躁、易怒型失眠有效;牡丹花、桃花、梅花、黄花、桂花、迎春花则对伴有抑郁的失眠有效。

失眠症患者不宜养哪些花

大多数花卉白天吸收二氧化碳,释放氧气;夜间则吸收氧气,释放二氧化碳,影响夜晚睡眠的质量,可引起胸闷、频发噩梦等。因此,不宜夜间放在室内。而且有些花可引起或加重失眠症状,更不可摆放在卧室内。

(1)月季。能清新空气,但散发的浓郁香味会使人产生胸闷、憋气等不适感,严重者甚至使人呼吸困难。

(2)百合花。可吸收有害化学物质,但其香味易使人的中枢神经过度兴奋,引起失眠。

(3)紫荆花。如接触其花粉过久,会诱发哮喘,或使咳嗽加重,引起失眠。

(4)夜来香。夜间散发强烈的香味,会使失眠症、高血压和心脏病患者感到头晕、郁闷,甚至病情加重。

(5)兰花、玫瑰。能散发出浓郁的香气,提高神经兴奋度,会引起失眠。

（6）圣诞红、万年青。散发的气味不利于入睡。

（7）郁金香、洋绣球。如接触其散发的微粒过久，皮肤会过敏、发痒，使人难以入睡。

另外，一些有毒性的花卉也不宜放在卧室内，如夹竹桃、水仙花、含羞草、黄杜鹃等。

常听音乐对失眠症患者有哪些好处

这里所指的音乐不同于一般的音乐欣赏，是以音乐作为工具，在特定的环境气氛、乐曲旋律和节奏中，使患者心理上产生自我调节作用，达到改善睡眠的目的。

通过音乐的节奏、旋律、音色、速度、力度，可以影响人的精神世界。音调和谐、节奏舒缓的乐曲可以使呼吸平稳，脉搏跳动富有节奏感。音色优美的歌曲或悦耳动听的器乐曲可以调节

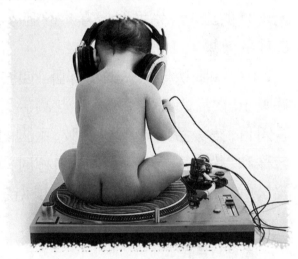

人体自主神经，使大脑得到休息，帮助人们解除疲劳。因此，听音乐有不同程度的镇静、镇痛、降压作用，还能使失眠者心平气和，消除不安和烦躁情绪，使人安静入睡。

让失眠者经常听一些舒缓的民乐、轻音乐等，可以使其情绪平稳、放松。对于以焦虑、忧郁症状为主的失眠者，常听柔和、优美的抒情类音乐，能帮助其排除忧郁和焦虑。听过一

段时间音乐后，失眠者的精神压力会逐渐减轻，精神状态也会逐渐好转，可以不同程度地消除患者的焦躁不安与忧郁心理，从而使失眠者的睡眠得到改善。

失眠症患者怎样借助音乐入眠

失眠症患者听音乐时，不是随便躺在床上听听音乐就可以收到非凡效果的，其正确的操作程序很关键。具体做法如下：

（1）音乐流程。一般采用欣赏音乐——聆听——欣赏音乐——诱导睡眠的治疗过程。

（2）准备工作。在听音乐前，失眠者要躺在干净、舒适、无干扰的床上，先采取最喜欢的卧姿，使用耳机有助于取得最佳的效果。

（3）睡眠诱导。失眠者仰卧，四肢伸开，放松身心。正常呼吸 10 次后，双眼凝视某一点，持续深呼吸 1 分钟以上。然后闭目，按头、颈、胸、腹、四肢、手脚的次序，在心里念出部位名称和"松"字。念身体部位名称时深吸气，在念"松"字时，放松所指出的部位并缓缓呼气，根据念的速度进行呼吸。

怎样选择音乐

音乐选择。不宜盲目地选择自己喜欢的音乐，而应选择和声简单、曲调和谐、旋律变化小、慢节奏的独奏曲或抒情音乐，其中以小提琴、钢琴独奏曲效果较明显。这类音乐的中心频谱为 125～250 赫兹，比较容易使人入睡。

不同的乐曲具有不同的改善睡眠的作用，事先应作好选择。应以我国传统的乐曲、古典乐曲和轻音乐为主。听音乐的时间不宜太长，一般在60分钟以内，也不宜单用一曲，以免重复而令人生厌，可选用一组在情调、节奏、旋律等方面和谐的多支乐曲或歌曲。音量不宜太大，应在45分贝左右。

哪些音乐曲目有改善失眠症的作用

失眠症患者听音乐时，应以轻柔、舒缓、低沉为原则，可选择久负盛名的催眠曲，也可选择国内比较流行的改善失眠的曲目，以期达到心情平静、缓缓入睡的效果。

（1）古代曲目。有《梅花三弄》《阳关三叠》《良宵》《汉宫秋月》《黛玉葬花》《高山流水》《二泉映月》《春江花月夜》《寒江月》等。

（2）现代曲目。有《小城故事》《无限的爱》《山水隔不断相思情》《天涯歌女》《太湖美》《江南好》《海滨之夜》《秋思》等。

（3）外国曲目。有海顿的《小夜曲》、舒伯特的《小夜曲》、肖邦的《小夜曲》、勃拉姆斯的《摇篮曲》及《悲伤西班牙》《意大利女郎》《月夜》《梦之桥》等。

在治疗效果上，《二泉映月》《平湖秋月》《烛影摇红》《军港之夜》《出水莲》《春思》《银河会》，门德尔松为莎士比亚的《仲夏夜之梦》所作的配乐等，有催眠之功效；《塞上曲》《春江花月夜》《平沙落雁》《仙女牧羊》《小桃红》等，有镇静的功效。

失眠与健忘症的治疗

治疗失眠与健忘症常用的中医疗法有按摩、刮痧、拔罐、磁疗、药浴等。

治疗失眠症的常用中医疗法

按摩对治疗失眠症可起到哪些作用

按摩治疗失眠症的作用大致有以下几个方面：

（1）调节功能。按摩的作用就是通过一定的手法，刺激人体的某些穴位或部位，经过经络传递到其连属的脏腑，起到激发经气、调节脏腑、疏通气血、平衡阴阳的作用。

（2）强身健体。按摩可以使人体气血流畅，阴阳调和，脏腑生机旺盛，正气、精血储备充足，机体抗病能力增强。

（3）调节大脑。通过不同的按压手法刺激皮肤，不但能对神经系统产生镇静、催眠等作用，还能为大脑提供充足的氧气和血液。另外，对神经的过度兴奋也能起到抑制作用。

（4）其他作用。按摩可治疗诸多的疾患，达到调节阴阳、扶正祛邪、强筋壮骨、祛风散寒、疏通经络、消肿止痛、通利关节、促进消化等作用，对于因某种疾病引起的失眠症患者，疾病痊愈的同时，也可达到安眠的目的。

失眠症患者接受按摩治疗应注意哪些问题

按摩治疗失眠症通过手法刺激，调节阴阳失调与气血紊乱状态,使阴阳平衡,血气流通,神志安宁。缓而轻的按摩手法有镇静作用,急而重的手法则起兴奋作用。治疗失眠症时,多采用缓而轻的按摩手法。应根据不同的失眠原因选择不同的按摩治疗方法。神经衰弱所导致的失眠症,可以按压内关穴和神门穴等,以达到宁心安神的效果;伴有胃肠疾患的失眠症,可以按摩调节脾胃的穴位。按摩应该在每晚临睡前进行。如果患者经过按摩能入睡,每晚可以缩短按摩的时间。对于长期借助安眠药入眠者,可以在进行按摩的同时,逐渐减少药量。

失眠症患者怎样进行自我按摩

下面这套自我按摩法简便易学,失眠症患者经常运用,可有效缓解症状。

(1)坐在床上,全身放松,双手握拳。拇指关节沿脊柱旁两横指处,用自上而下慢慢推按,可放松身体。

(2)用右手中间三指摩擦左足心,然后用左手中间三指摩擦右足心,可消除疲劳。

(3)用手掌根部轻轻拍击头顶,可舒缓情绪。

(4)脱去衣服,仰卧于床上,闭上双眼,用中指轻轻揉按眉心约2分钟,可镇静安神。

(5)用双手食指、中指轻轻揉按眉毛内侧靠近鼻梁凹陷处的攒竹穴1分钟,可清肝明目。

(6)用两手食指侧面,反复从两眉内侧推向外侧眉梢约半分钟,可安神催眠。

(7)用两手中指轻轻揉按太阳穴约1分钟,可镇静安神。

(8)用双手食指、中指、无名指、小指分别沿两侧耳朵上方,来回按摩约半分钟,可很快镇静。

（9）两手中指轻轻揉按脑后颈部枕骨下的风池穴 2 分钟,可镇静助眠。

（10）两手叠放在腹部,用拇指根部的大鱼际（即拇指根部的隆起部分）轻轻揉按上腹部,可治疗失眠。

（11）两手移至下腹部,用手掌大鱼际徐徐揉按丹田,可镇静安神。

怎样做"三搓"按摩法

下面是三组治疗失眠症的按摩手法。每天睡前,坚持按以下顺序按摩头部,可以有效改善大脑皮质的兴奋—抑制失调状态,消除大脑疲劳,改善失眠症状,并可增强记忆力。

（1）搓面部。入睡前仰卧在床上,自然闭上双眼,头脑清静,双手由上而下缓慢地搓脸约 2 分钟,其中眼部上下和鼻翼两侧为重点区域。

（2）搓耳部。保持仰卧姿势,头脑清静,以双手大鱼际用力搓耳根前面约 30 秒,随即用力搓耳根后面约 30 秒,再用两手掌心轻揉整个耳朵约 1 分钟。

（3）搓发根。保持仰卧姿势,头脑清静,双手十指并拢弯曲,用手指指腹从前向后搓头部发根处,用力适度,其中头顶正中和头后部为重点区域。搓 3 分钟左右,即可打哈欠,有昏昏欲睡的感觉。

怎样用耳压疗法来治疗失眠症

找出相应穴位,先消毒,再将菜子、绿豆或药粒消毒,压迫穴位,以胶布固定,称为耳压疗法。按压时,要由轻到重,使局部产生酸、麻、胀、痛感为宜,每次按压1~5分钟。

王不留行籽耳压法怎样做

(1)穴位。取心点、肝点、肾点、神门点、枕点等穴。头痛者加用太阳点、额点;注意力不集中、健忘者用神经衰弱点、神经官能点。

(2)施术。将王不留行籽置于胶布上,分贴上述穴位,每次贴一侧,隔1~2日换一侧,贴后用手按压,有痛感为宜。每日按压4~5次,每次5分钟,7日为1疗程,间隔5~7日后可继续治疗。

(3)提示。此方法对治疗顽固性失眠,心脾两虚、心肾不交型失眠疗效极佳。

绿豆耳压法怎样做

(1)穴位。选神门点、心点、肾点、神经衰弱点为主穴,配穴用枕点、皮质下点、脑干点、脑点。每次治疗时选用2~3穴,主配穴联合使用。

(2)施术。选优质绿豆后,先用剪刀断成两半,将其断面贴于胶布中心备用,再用大头针圆头从所选耳穴周围向中心点均匀按压,找出敏感点。将准备好的绿豆胶布对准耳穴贴好压紧,用手指揉按贴压的耳穴,以出现酸、麻、胀、痛感为宜,每日自行按压2~3次(最好在午睡及晚睡前均按压1次),每次2分钟。1周更换1次。夏日每周更换2次,6次为1个疗程。

(3)提示。失眠伴头痛者手法稍重些,久病及年老体弱者手法要适度减轻。

冰片耳压法怎样做

（1）穴位。选主穴神门点、皮质下点、脑点、交感点、神经衰弱点、失眠点，配穴心点、脾点、胰点、胆点、肝点、肾点、胃点、肺点等。

（2）施术。用4毫米左右的冰片贴在7毫米的方形胶布中心，贴压在所选穴位上，揉按约1分钟，每次选主穴2～3个，配穴3～4个，白天做3次，饭后各揉按1次，睡前半小时再揉按1次，每次3～5分钟。3日更换1次，4次为一个疗程。顽固性失眠症患者，可在神门、脑等穴的耳背对应点用王不留行籽加压。

（3）提示。胶布的周围要严密封闭，以避免冰片挥发，从而影响治疗效果。

怎样用指针疗法治疗失眠症

在进行指针治疗之前，必须练指力。先将拇指指腹放在沙袋上，其余手指虚握，垂肩沉肘，呼吸均匀，肩部放松，拇指灵活旋转，每分钟转160～200圈。然后练习其余的四指，方法同上。

治疗时，以人体中线为界，左侧顺时针揉转为补，逆时针揉转为泻；右侧顺时针揉转为泻，逆时针揉转为补。可将一根手指或几根手指置于患者身体的穴位上，根据患者的病情、体质及失眠特点，施以不同力度，能够起到益气活血、通经疏络、安神助眠的作用。

一般依次取百会、太阳、束骨、天柱、风池、足三里、三阴交等穴,均以拇指按压,先按顺时针方向按压36圈,再按逆时针方向按压36圈。

怎样用艾灸疗法来治疗失眠症

艾灸治疗失眠症,一般以神门、心俞、足三里、太溪、百会、肾俞为主穴。灸神门穴能养心安神,灸心俞穴能理气宁心,灸足三里穴能生长气血,灸太溪、肾俞穴能滋阴补肾,灸百会穴能宁静心神。也可选用百会、四神聪、足三里、涌泉等穴位,采用早上灸百会、四神聪,晚上灸足三里、涌泉的方法。

患者如心情烦躁、抑郁,可加灸太冲、阳陵泉等穴,以行气解郁;如有头晕、耳鸣、腰酸痛、口干、手足心热及盗汗等,可加灸三阴交,以滋阴降火;如容易生气、不思饮食、腹胀、消化不良,可加灸肝俞、脾俞穴,以调理肝脾;如心慌、记忆力减退、多梦、肢体乏力、消化不良、不思饮食,可加灸三阴交,以健脾补心。

艾灸疗法的具体方法为:手持点燃的艾条,对准穴位,距离皮肤1.5～3厘米,以患者感到温热、舒适为度。每日灸1次,每个穴位悬灸3～15分钟,至皮肤产生红晕为止。10～15次为1个疗程。一般在睡前进行疗效较好。

怎样用刮痧疗法治疗失眠症

刮痧是传统的中医自然疗法之一,是以中医的理论为基础,用刮痧板在皮肤相关部位刮拭,从而达到疏通经络、活血化瘀的目的。刮痧的机械作用可以使皮下充血，毛细血管扩张，污浊之气由里出表，使人体内的邪气宣泄，从而使全身的血脉畅通，以起到治疗疾病的作用。以刮痧疗法治疗失眠症，一般选取背部督脉、足太阳经上的百会、身柱、肝俞、三阴交、太溪、照海、申脉等穴位。方法如下：

（1）患者可以坐着或俯卧，在患者身上抹上刮痧油，刮拭督脉（自上而下）、足太阳经（自下而上），并刮拭身柱、肝俞等穴位，至痧痕出现为宜。

（2）患者端坐，在身上抹上刮痧油，刮拭百会、神门、三阴交、太溪、照海、申脉等穴，至痧痕出现为宜。

（3）待患者失眠症状逐渐消除、睡眠好转后，再刮拭三阴交、太溪、照海等穴 15～20 次，以巩固疗效。

刮痧对失眠症有较好的疗效，但应在患者临睡前 1～2 小时施用。刮痧时，应注意患者的反应，调整轻、重、缓、急等手法。如掌握得法，可使患者在刮痧过程中入睡。

怎样用拔罐疗法治疗失眠症

拔罐疗法是传统中医常用的一种治疗疾病的方法，以罐为工具，利用燃烧、蒸汽、抽气等方法使罐吸附于相应的部位，产生温热刺激，使局部发生充血或瘀血的现象，具有逐寒祛湿、疏通经络、祛除淤滞、行气活血、消肿止痛、拔毒清热的功能，而且还可以调整人体的阴阳平衡、解除疲劳、增强体质等。下面就介绍两种治疗失眠症的拔罐疗法：

（1）火罐法。取心俞、膈俞、肾俞、胸至骶段脊椎两侧膀胱经内侧循行线及周荣穴。以拇指指腹在心俞、膈俞、肾俞上来回用力揉按约 5 次,然后于两侧膀胱经上各拔罐 4 个(均匀分布),留罐 30 分钟,起罐后即在周荣穴拔罐 30 分钟。每周治疗 2 次,6 次为 1 疗程。

(2)刺络拔罐法。

① 取大椎、神道、心俞、肝俞,或身柱、脾俞、肾俞,或中脘、关元穴。局部消毒后,用三棱针点刺所选穴位后,立即加拔火罐,使之出血。留罐 10~15 分钟,去罐后擦净血迹。以上各组穴每次用 1 组,每日或隔日 1 次。

② 取肩胛区到腰骶关节脊柱两侧距正中线 0.5~3 寸的区域。在以上区域内消毒后,用皮肤针或滚刺筒进行轻刺激,使局部皮肤发红,然后在上面排列几个罐,留罐 10~15 分钟。每周治疗 2~3 次,待病情好转时,可减至每周 1~2 次。

怎样用敷贴疗法来治疗失眠症

敷贴疗法又被称为外敷法,具体做法是先将鲜药捣烂,或者先将干药研成细末后,用水、酒、蜂蜜、植物油等调匀,涂敷于患处或穴位。使用敷贴疗法治疗失眠症时,可以根据中医"上病下取、下病上取、中病旁取"的原则,并且按照人体经络走向选择穴位敷药,疗效会比较明显。

(1) **方法一**

取吴茱萸、肉桂各 10 克,地西泮片(安定片)1 片,研为细末后,用酒弄热。晚上临睡前,再用热水洗脚后,贴于申脉、照海、涌泉等穴,每晚 1 次,10 次为 1 个疗程。适用于肝肾阴虚、肝阳上亢所致的失眠症。

(2) 方法二

取珍珠粉、朱砂粉、大黄粉、五味子粉适量拌匀,每次取 3 克,用鲜竹沥调成糊状,分成两份,涂于小块的医用胶布上,贴于左右涌泉穴,每晚睡前贴 1 次,9 天为 1 个疗程。

(3) 方法三

取黄连 15 克,加热水煎汤后,再加入阿胶 9 克,烊化后待稍凉时,摊贴于胸部。具有滋阴降火、养心安神的功效,适用于阴虚火旺导致的失眠症。

(4) 方法四

取吴茱萸 5 克,肉桂 5 克,适量白酒或蜂蜜。将两味药研成细末。临睡前,取药末 10 克,用酒弄热,趁热敷于两侧涌泉穴;也可取药末 5 克,用蜂蜜调成软膏,贴敷于一侧神门穴、三阴穴,每天换药 1 次,两侧穴位轮换贴敷。具有镇静安神的功效。

(5) 方法五

取磁石 20 克,茯神 15 克,五味子 10 克,刺五加 20 克。先煎煮磁石 30 分钟,加入其他药再煎煮 30 分钟,去渣取汁,将干净的纱布浸泡于药汁中,趁热敷于患者前额及太阳穴,每晚 1 次,每次 20 分钟。具有宁心、安神、助眠的功效。

(6) 方法六

取朱砂 3～5 克,研成细末,撒到涂有少许糨糊的干净白布上,敷于涌泉穴,用胶布固定。具有镇静安神的功效。

怎样用脐疗治疗失眠症

脐疗是一种简便易行、安全有效的方法,一般是将干药研成细末,放于肚脐中;或与水、白酒、蜂蜜等调匀,置于肚脐中,可治疗多种疾病,对失眠症也有很好的疗效。

(1) 方法一

丹硫膏。取丹参、远志、硫黄各 10 克,研成细末。每次取药末 1 克,用水调成糊状,敷于脐部,用消毒纱布覆盖,再用胶布固定,每晚换药 1 次。具有养血、宁心、安神的功效。

(2) 方法二

交泰丸。取黄连、肉桂各等量,研成细末,用蜜调为丸,每丸重 1 克。每次取 1 粒药,放入脐内,用纱布覆盖,再用胶布固定。每晚换药 1 次。适用于心肾不交型失眠症。

(3) 方法三

酸枣仁糊。取酸枣仁 10 克,研成细末,用水调成糊状,放入肚脐中,外用伤湿止痛膏固定,每日换 1 次,连续 3~5 天。可养心安神,生津敛汗,适用于心肝血虚导致的失眠。

(4) 方法四

柏子仁糊。取柏子仁 10 克,研成细末,放入肚脐中,外用伤湿止痛膏固定,每日换 1 次,连续 3~5 天。可润肠通便,养心安神,适用于血不养心所致的虚烦失眠。

怎样用磁疗治疗失眠症

磁疗治疗又被称为磁穴疗法,是以经络腧穴理论为依据,利用磁场作用于人体而治疗疾病的方法。常用的治疗失眠症的方法有以下两种:

敷磁法

原理是利用永磁片的恒定磁场进行治疗。多选用直径约1厘米的圆形磁片,磁场强度一般是800~1500高斯。治疗时,根据不同类型的失眠症选择敷贴的穴位,如心血不足者用内关神门,肾精不足者可用涌泉、三阴交等,每次选穴2~4个,在所选穴位的皮肤上直接贴敷磁片,用胶布固定,一般贴敷3天。若无疗效,可在连续贴敷5天后,休息3~5天再进行第二次贴敷。贴敷4次为一个疗程。

旋磁法

原理是将旋磁机利用一个微型马达带动2~4块永磁体,当产生脉冲磁场或交变磁场来进行治疗。在工作时,磁场的平均强度为700~1200高斯,马达转动频率为1500~3000转/分。每次治疗时间为15~30分钟,每日1次,或隔日1次,以10~15次为一疗程,休息3~5天后进行第二疗程。

怎样用足部按摩来治疗失眠症

足部按摩疗法是指在足部实施一定方法，用以治疗疾病的一种特殊按摩疗法。用足部按摩疗法治疗失眠症，常选用头、甲状腺、十二指肠、胰腺、肝脏、肾脏、输尿管、膀胱、小肠、结肠、直肠等反射区，手法以拇指推法为主，可结合点法、压

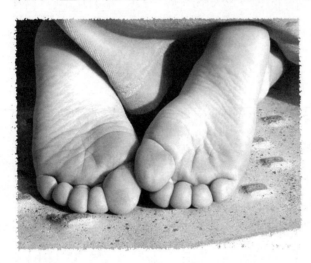

法、按法、揉法、捏法、握法，以及借助其他物体刺激。每次治疗时间不少于20分钟，每日1次，连续10天为1个疗程。具体方法如下：

（1）踏豆按摩。取绿豆500克，放入炒锅中，用小火炒热，倒入脸盆中，将双脚洗净擦干，借盆中绿豆余热，用双脚踩踏绿豆，边踩边来回摩擦。每天睡觉前1小时开始踩踏，每次约30分钟。

（2）拍涌泉穴。每天晚上睡觉前，将双脚洗净擦干，端坐床上，先用右手拍打左脚涌泉穴120次，再用左手拍打右脚涌泉穴120次，每次力度均以感到微微胀痛为度，可消除失眠症状。

（3）按摩穴位。持续揉按脚掌上的失眠穴和脚背上的厉兑、照海、行间、太溪、隐白等穴10～15分钟，重点揉按涌泉穴。然后捻摇各脚趾，摩擦足心正中线。

失眠与健忘症的治疗与调养

怎样用药枕来治疗失眠症

药枕疗法是将具有挥发性、芳香性的中草药装入枕芯，做成药枕，让患者在睡觉时枕用，以达到治病养生的目的。药枕内所用的药物，大多气味鲜香，具有升清降浊、化湿消暑、醒脾开胃、散风明目、健脑调神、避秽杀菌等功效。失眠症患者可以根据不同的病情，选用不同的药物。

(1) 配方一

黑豆磁石枕。取黑豆 100 克、磁石 100 克，将其打碎，装入枕芯，每晚睡觉时枕用，可安神助眠。

(2) 配方二

灯芯枕。取灯芯草 450 克，将其切碎，装入枕芯，每晚睡觉时枕用，适用于心烦不眠者。

(3) 配方三

菊花枕。取白菊花、合欢花、夜交藤、炒枣仁、生龙骨各 120 克，灯芯草、竹茹各 80 克，远志、石菖蒲各 60 克，冰片 10 克。将以上药物研成粗末，拌匀，装入枕芯，每晚睡觉时枕用。

(4) 配方四

消暑催眠枕。取青蒿、藿香、石菖蒲、薄荷、菊花、茉莉花、白玉兰花、栀子花干品各等量，研为粗屑，拌匀，放入枕芯，每晚睡觉时枕用，夏季使用效果最佳。

(5) 配方五

决明子枕。取决明子、菊花、朱砂、灯芯草各 150 克,装入枕芯,每晚睡觉时枕用,可改善睡眠。

怎样用药浴来治疗失眠症

药浴保健法就是将中草药配方通过药熏、药洗、药灸等方法作用于人体,调节人体阴阳平衡,辅助调节人体免疫力,提高自身抗病能力。下面介绍几种药浴保健法:

(1) 配方一

取酸枣仁、柏子仁、磁石各 30 克,茯苓、知母、当归各 20 克,朱砂 10 克,艾叶 30 克,以上合为为一剂。

用法:将几味药用水煎后泡脚,每晚睡前 1 次,每次 15 ~ 30 分钟,每 2 日用 1 剂。

(2) 配方二

取磁石 30 克,菊花、黄芩各 15 克,夜交藤、酸枣仁、柏子仁各 30 克,合欢皮 20 克,以上合为一剂。

用法:将上述药加适量的水煎煮后,先用药汤的热蒸汽熏洗双手、双脚,待水温适宜后,再以药液淋洗浸泡双手、双脚,每次 20 分钟,每晚睡前 1 次。

(3) 配方三

取红花、合欢皮各 50 克,艾叶、丹参各 200 克,桂枝、银花藤各 500 克,白酒 250 毫升,以上合为一剂。

用法：将上述药除白酒外，全部放入锅内，加水煎开后注入浴盆内，倒入白酒，待水温合适后入浴，每周 2 次。

(4) 配方四

取艾叶 80 克，川芎、白芷、蔓荆子、丹参各 50 克，红花、当归尾各 30 克，细辛 20 克，以上合为一剂。

用法：将上述药煎 30 分钟，取药汁约 1000 毫升，倒入盆内，先用口鼻吸入药气，待温度合适后用于洗头、泡脚，隔日 1 次。

失眠症患者经常洗矿泉浴有什么好处

矿泉浴保健法是指以一定温度、压力和不同成分的矿泉水沐浴，通过矿泉水的化学和物理作用，既可调节人体的神经功能，又能提高迷走神经的张力，兴奋交感神经，具有明显的镇静作用，从而达到治疗失眠症的目的。矿泉浴保健法主要有以下益处：

（1）天然矿泉水含有许多人体所必需的微量元素，以及对人体有益的离子、气体、放射性物质，通过不断地刺激体表和体内感受器，来改善人体的调节能力。

（2）通过水的浮力、水静压、化学反应等方面对人体施加良性刺激，可疏通经络，扩张血管。

（3）水温使毛细血管扩张，血液循环加速，从而促进基础代谢，缓解身体的紧张状态。

治疗方法：矿泉水的温度以 36～38℃为宜，一般每次浸浴 15～20 分钟，每日 2～3 次，10 次为一个疗程。如有条件，应该长期坚持,更有益于身心健康。

注意事项:硫黄泉可加重失眠症状,硫化氢矿泉和水温39～42℃的热矿泉水有兴奋神经的作用,都不适宜失眠症患者洗浴。

失眠症患者经常进行日光浴有哪些益处

日光浴保健法是让身体直接裸露在阳光下,并按一定的顺序和时间进行系统照射,利用太阳光的红外线的温热作用和紫外线的生物化学作用来活跃组织细胞,增强血液循环,促进新陈代谢,达到镇痛、安神、舒畅情志、调节内脏功能的目的,对于失眠症患者有很好的疗效。

治疗方法:一年四季均可进行全身日光浴,要求裸体,并不断地翻转身体,使身体各部位能均匀、充分地接受日光的照射。一般适宜气温为22～26℃,不应低于18℃或高于36℃,并应在天气晴朗、阳光充足(一般为上午9～10时、下午3～5时)的条件下进行。照射时间可由5～10分钟开始,逐渐增加到1～2小时。每次日光浴后,可用35℃的温水淋浴,然后静卧休息。一般连续晒日光浴20天左右为1个疗程。

进行日光浴要注意什么

(1)饭前、饭后1小时不宜进行,皮肤过敏、发热、出血性疾病患者不宜进行。

(2)应保护眼睛,防止中暑。

(3)不能在气温太低的时候进行日光浴。

（4）进行日光浴的时间要根据体质的好坏而定，体质虚弱者照射时间宜短些，体质强壮者、慢性病患者照射时间宜长些。

（5）头部要注意遮挡，以免引起头晕、头痛。

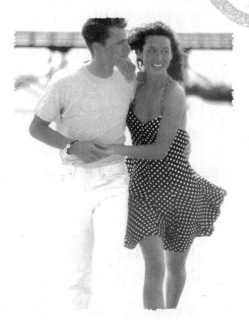

失眠症患者经常进行沙浴有哪些益处

什么是沙浴

沙浴保健法是以河沙、海沙或田野沙作为媒介，将人体的局部或全身掩埋在温度适宜的细沙中，利用沙子的温热和按摩作用，达到通经疏络、行气活血、散风祛寒、暖脾温胃、强腰健膝、安心定神、调阴和阳的目的。由于沙子里含有原磁铁矿微粒，患者在进行沙浴的同时，也接受了一定的磁疗。

怎样进行沙浴

治疗方法：选择合适的细沙场地，患者身穿薄内衣，仰卧或俯卧于细沙上，助手迅速取温度 50～55℃的细沙覆盖在患者身体上，覆盖厚度视患者的耐受程度而定，每次 30 分钟，每日 1 次，30 天为一个疗程。

失眠与健忘症的治疗与调养

沙浴中要注意什么

（1）沙浴治疗过程中应注意保暖，预防感冒；补充水分，防止虚脱；保持呼吸道通畅。

（2）有严重心、脑、肾、高血压等疾病患者不宜使用此法。

失眠症患者经常进行森林浴有哪些益处

什么是森林浴

所谓的森林浴就是在森林中沐浴和呼吸新鲜空气，地点可选择森林公园、森林疗养地或人造森林中进行。

森林浴的益处在哪里

由于森林中的空气清洁、湿润，氧气充足，某些树木会散发出挥发性物质，因此有刺激大脑皮质、消除神经紧张等诸多益处；还有些树木可以分泌能杀死细菌的物质。此外，树木的光合作用能产生大量的氧气，负离子含量较多，空气清新，环境幽雅。在森林中尽情地呼吸洁净的空气，适当地锻炼，可以达到调节机体脏腑功能、消除疲劳、养心安神、治疗失眠的目的。

森林浴选择什么时间、地点较合适

由于上午阳光充沛，森林中含氧量高、尘埃少，是进行森林浴保健法的最佳时机。地点最好选择具备以下条件的森林：

（1）空气清新，不含有毒物质，细菌、灰尘少。

（2）绿树成荫，气候凉爽宜人。

（3）有松软的落叶层或有松软的土地、草地。

（4）有鸟叫蝉鸣，并伴有溪涧流水之声，气氛自然和谐。

（5）树叶和树形美观，景色秀丽。

进行森林浴要注意什么

一般应选择每年的 5～10 月间阳光灿烂的白天进行森林浴；室外气温应在 15～25℃，每天以上午 9 时至下午 5 时为宜，每日 1～2 次，每次 60～90 分钟。进行森林浴时宜有人相伴，寒冷、大风、大雾天不宜进行，同时应预防感冒。

怎样自我实施催眠术

自我催眠疗法是通过自我暗示，把意念集中指向某一目的的方法。具体方法如下：

（1）仰卧在床上，抬起胳膊放在头上，伸直双腿，同时深呼吸，然后迅速把手放到两腿旁，全身放松。

（2）闭上双眼，注意力集中于两脚尖，让脚尖放松。

（3）想象双脚、双膝、双腿都舒适地浸泡在水中，接着放松脊背和两肩，然后放松胳膊、手和下巴，脸上的肌肉也开始放松。

（4）想象自己的身体变得沉重起来，并逐渐深陷于被褥之中，似乎感觉不到自己的重量，就这样保持 2～3 分钟，完全放松后，心情会十分舒适。

（5）再想象一下自己是天空中的一朵云彩，特别轻盈，飘浮于辽阔的蓝天中……随着催眠的不断深入，身体不断放松，很快就可以入睡。

治疗失眠的一些心理疗法和行为疗法

失眠症患者容易产生哪些心理误区

失眠症有很多复杂的类型，但不同的失眠症患者却有以下几种相似的心理误区：

（1）熬到很晚才睡觉。很多失眠症患者即使白天很疲倦，也不敢休息片刻，担心白天睡多了，晚上睡不着。其实，人体除了遵循觉醒—睡眠的节律外，白天还有三个睡眠高峰。白天困倦时，说明人体有午睡的生理需要，如条件允许，最好还是睡半小时左右。

（2）睡觉时间短就是失眠。这种不正确的看法多出现在因心理因素而导致的失眠症患者身上。大多数人每天的睡眠时间为 8 小时左右，但有些人每天只需要睡 6~7 小时，第二天依然精神良好。因此，睡眠时间短并不是失眠的依据。老年人夜间睡眠时间减少，白天常打瞌睡，总睡眠时间并不少，也不必为此而担心。

（3）认为早入睡才睡得好。每个人都有自己的睡眠方式与习惯，只要白天没有头昏脑涨、反应迟缓、注意力不集中、困倦乏力、情绪不稳等症状，就不是失眠的表现。

（4）做梦就是失眠症。做梦是很正常的表现，每个人睡觉时都会做梦。有人觉得多梦影响自己休息，这多半是先入为主的心理因素在作怪。只要放下思想包袱，一般第二天晚上不会出现类似的困扰。

（5）容易对偶尔出现的失眠产生恐惧。环境、情绪、饮食、娱乐、药物等原因引起的一过性失眠是生理性的，无须忧心忡忡，只要消除诱发因素，睡眠即可恢复正常。

怎样应对突发的失眠症状

无论是单身居住，还是夫妻同床，或者是住在集体宿舍里，如果躺在床上很久不能入睡，难免会产生焦虑的情绪。而一旦出现这种情况，绝对不可以过于着急，因为人越是着急，精神就越是紧张，入睡也就越困难。

对待失眠的正确态度可以缓解失眠症状。首先是不要惊慌，要用顺其自然、无所谓的态度来对待，这是最重要的一条。如暗示自己"没关系，即使今晚没睡好，明天晚上一定会睡好"，待情绪逐渐平静下来，就能很快入睡。

如果仍然清醒，要冷静考虑一下，今晚睡不着的原因是什么，是喝了什么饮料，还是吃得过少、过饱，或者是入睡前的某件事使你心情烦躁？一般来说，只要找到睡不好的原因并迅速解决，心情就会很快坦然，有利于恢复正常睡眠。

失眠症患者应怎样进行心理调节

（1）放下包袱。尽管家人和医生可以开导患者，但重要的还是患者自身要想方设法放下"身患重病"的思想包袱。应采取不同的方法，全面、透彻地了解自身的病情、病因、病理，从而消除顾虑和不良情绪，做到积极自信，有助于治疗失眠症。

（2）保持心情愉快。中医认为"神宁则守""静者寿，躁者夭"，意思是说心情平静是长寿的前提，而忧虑、沮丧、暴躁、紧张等情绪则是健康的大敌，对健康有极大的负面影响。这些不良情绪首先消耗心神，进而使脏腑气机失调，神机不运，以致生机不固。因此，保持心情愉快是治疗失眠症的最佳良方。

（3）不要恐惧。有很多患者会担心自己每晚的睡眠时间过少，从而影响了总体的睡眠时间，并由此认为这是一种损失。其实，这种担心是没有必要的，因为人在处理重要的事情时，即使每天少睡几小时，多数人也会感到精力充沛，由此可见人体有很大的潜能来应对睡眠不良。所以，不要由于短时间内的睡眠不佳而影响心情，否则只会适得其反，加重失眠症状。

对因惊恐而引起的失眠症怎么办

人在受到惊吓后，很容易导致夜惊症而引起失眠。这种现象多见于儿童和女性人群。恐惧会导致精神高度紧张，入睡困难；如长期恐惧，会出现心悸、气短、倦怠、胆怯等症状。治疗恐惧引起的失眠，应采取心理疗法和药物治疗相结合的治疗措施。可从以下方面做起：

（1）鼓励患者多参与娱乐活动、体力劳动或体育锻炼，这可以使其心情舒畅，精神放松，恐惧心理逐渐消除。

（2）因恐惧而导致失眠严重者，可服用镇静安眠药。入睡困难者，可服用发挥作用较快的安眠药；睡眠较浅而易醒者，可服用发挥作用较慢但药效持久的安眠药。

（3）对于长期因恐惧而引起的失眠症患者，可用天然药物配合治疗，容易从整体上改善治疗效果。

（4）采用系统脱敏法。这种疗法是由交互抑制发展起来的一种心理疗法，其原理是在患者出现恐惧情绪时，通过一系列步骤，按照刺激程度由弱到强、由小到大的顺序，施加与恐惧相反的刺激，训练患者的适应能力，使其逐渐消除恐惧，不再对类似刺激有反应，使身心达到正常的状态。

对因焦虑而引起的失眠症怎么办

焦虑不仅可导致失眠症，也是影响治疗和容易引起复发的一大障碍，因此患者的亲友、医护人员应根据失眠症患者产生焦虑的原因，用相应的措施将其消除或减轻，具体方法如下：

（1）弄清原因。焦虑性失眠症患者的发病原因不尽相同，设法了解真正原因，是采取适当治疗对策的重要前提。

（2）告知患者。如果患者对如何治疗一无所知，只会加重焦虑情绪。因此，患者有必要了解治疗的必要性、具体程序、安全性等，有助于消除患者的不良情绪。

（3）放松限制。患者应做一些力所能及的活动，尽量照顾自己，这样可以满足患者的心理需求，觉得自己并不用完全依赖别人，能有效缓解焦虑。

（4）消除寂寞。不要让患者处于陌生的环境，因为这容易使患者感到寂寞，而寂寞往往使患者过多考虑自己的疾病，不利于治疗。亲友与患者之间积极交往，对治疗有辅助作用。

（5）给予尊重。亲友应尊重患者，可有效缩短与患者之间的心理距离，减轻患者的焦虑心理。

（6）药物治疗。对不易缓解的焦虑，必要时可用安定剂缓解，可收到一定效果，但不宜作为首选治疗方案，也不宜经常使用。

（7）心理治疗。在通常情况下，亲友可以通过心理治疗，调动患者的积极性，帮助患者克服焦虑心理。

怎样对短期失眠患者进行心理治疗

短期失眠是指刚刚发生不久、持续时间短暂、以入睡困难为主、经常伴有睡眠持续困难的睡眠障碍。

引起短期失眠的原因是什么

短期失眠的病因多以身体疾病、心理障碍为常见，患者常伴有严重的焦虑感，而焦虑又往往会加剧失眠。

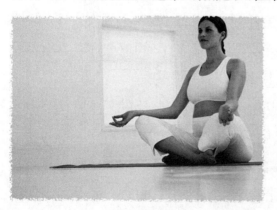

心理治疗的好处是什么

心理治疗主要适用于心理因素引起的短期失眠，可消除或减轻患者的心理因素，抑制精神性兴奋，消除继发性兴奋，帮助患者摆脱心理冲突，使自然睡眠的生物节奏得以恢复；同时可使患者意识到失眠无非是睡眠—觉醒周期的暂时性失调，对身体并没有太大伤害，既不会破坏脑细胞，使人变成痴呆，也不会使人精神失常。

患者要怎样做

患者作息时间安排要按照自然规律，以顺其自然、无所谓的心态对待失眠，就可顺利消除神经兴奋，睡眠自然正常。如果患者心烦意乱，思虑过多，实在睡不着，则不妨起床活动一下，做一些可令人感到枯燥的事情来诱导进入睡眠状态，但切忌过于疲劳，否则会适得其反。

失眠者日常怎样进行养精安神

中医认为，神安则寐，调养安神法对于失眠患者有很好的改善作用，包括以下几种方法：

方法一

清静养神法。如果心神过于躁动，神不内守，乱而不定，不仅可导致失眠，还可扰乱脏腑，耗气伤精，容易招致疾病，甚至促人衰老，减少寿命。所以养神之道，贵在一个"静"字。清静养神，心静制躁，是改善睡眠的重要方法。

方法二

适度用神法。强调静以养神，并非是绝对神静不用。否则"用进废退"，心神必然衰退。因此，用心劳神关键是要适度，

失眠与健忘症的治疗与调养

使心神处于平衡状态,自然安眠。

方法三

动形怡神法。道家养神,在主静的同时,也认为静中有动,在动中也能静神、怡神。因此,要做到动静相承,适当进行一些运动,疏通气血,活动筋络,更加有助于睡眠。

方法四

节欲守神法。广义的节欲涉及衣、食、住、行各个方面,包括看淡一切声名物欲。面对诸多诱惑,应看轻自己心中真正的所欲所求,心中之欲不可不用,也不可妄用,才能使神守心中,入睡安宁。

方法五

怡情畅神法。善于怡情畅神,不仅可防治失眠,还可延年益寿。

怎样用行为疗法来治疗失眠症

什么是行为疗法

行为疗法是心理疗法的一种,是通过改变思维或行为的方法来改变不良认知,达到消除不良情绪和行为的短程心理治疗方法。

实施行为疗法在时间上有什么要求

用行为疗法治疗心理因素引起的失眠症，可收到很好的效果，但要求患者一定要坚持治疗 1~3 个月。

行为疗法有哪几种

（1）刺激控制疗法。用于有严重入睡困难的慢性失眠症患者，目的是以重新建立上床与睡眠的关系来纠正入睡困难。此疗法要求患者不要过早上床，在有睡意时上床为宜。如果上床后 15~20 分钟不能入睡，则起床到其他房间去活动，当再次感到困倦时再上床。如此反复，直至入睡为止。进行刺激控制疗法时，严禁患者在床上从事各项活动，但性活动不受限制。

（2）睡眠限制疗法。适用于夜间易醒或睡眠断续的严重慢性失眠症患者。患者首先要对自己平时的睡眠进行评估，获得每晚睡眠的平均小时数，然后把自己在床上的时间限制在这个数值内。如估计平均每晚睡 4 小时，就规定自己每天夜间 2 时上床，6 时起床。当每晚在床上的大部分时间为睡眠时间时，提前半小时上床，改为半夜 1 时半上床，6 时起床。当这一睡眠时间又形成规律时，再提前半小时上床，这样逐渐达到正常的睡眠时间。要求患者每天早上在规定时间起床，即使夜间睡眠不好，也要按时起床，中午不要午睡。

实施行为疗法要注意哪些问题

采用行为疗法治疗失眠症时，要注意以下几点：

（1）在思想上，应该有足够的信心和应对症状反复的心理准备，这是保证疗效的基础。

（2）下午和晚上不喝茶，上床前半小时停止脑力活动，也不吸烟，作好睡觉的准备（如铺好被褥、洗脸、刷牙等）后，到室外轻微活动15分钟。

（3）上床前不给自己任何暗示，上床后也不强迫自己尽快入睡。

（4）入睡前，不要总想着看时间。最好把手表摘下来，放在桌子上，不要放在枕头下面。

（5）如出现睡意，但脑子里还在想事，就顺其自然，让内心趋于平静。此时想的都是一些零碎的片段，不要把它们联系起来，即使思路断了，也不强行回忆。

（6）让身体处于最舒适的姿势，双眼微闭，均匀呼吸，轻轻打个哈欠，放松身心，想象周围十分寂静。

（7）如果半夜醒来，不要睁开眼睛，可翻个身继续睡，不要开灯看表。

（8）起夜后，立即上床再睡，不要做其他任何事情。如果已经清醒，难以入睡，就在不影响别人的情况下适度学习或工作，直到有睡意再上床。如果已经快到起床时间，就立即起床。

（9）早晨定时起床后，若有条件，冬天洗个温水澡，夏天洗个冷水浴。

（10）在治疗期间不睡午觉，白天感到困倦时，可以进行一些轻体力劳动，或洗洗脸。

治疗失眠症可参考的药物

有助眠功效的西药都有哪些

（1）苯巴比妥片。为镇静催眠药。主要用于治疗焦虑、失眠，尤适于睡眠时间短、易早醒患者。

（2）异戊巴比妥。可阻断脑干网状结构上行激活系统而抑制大脑皮质，从而助眠。为中效催眠药，持续时间 3 ~ 6 小时。

（3）水合氯醛。30 分钟内即可诱导入睡，催眠作用温和，不良反应较小。适用于入睡困难的患者。

（4）地西泮。具有抗焦虑、镇静、催眠、抗惊厥、抗癫痫及中枢性肌肉松弛作用。较大剂量时可诱导入睡，是目前临床上最常用的催眠药。

（5）艾司唑仑。晚上服用后其作用可持续 6 小时，可减少睡眠入睡潜伏期 15 ~ 20 分钟。用于治疗入睡困难和睡眠维持困难。

（6）氟西泮。具有较好的催眠作用，可缩短入睡时间，延长总睡眠时间及减少觉醒次数。用于难以入睡、夜间屡醒及早醒的各型失眠。

（7）阿普唑仑。为中枢神经抑制药，可加深慢波睡眠并缩短慢波睡眠时间，适用于顽固性失眠。

（8）甲基三唑氯安定。有显著的镇静、催眠作用，适用于各型失眠症。

（9）三唑仑。有显著的镇静、催眠作用，可以减少睡眠入睡潜伏期、增加睡眠时间，而且吸收较快，适于治疗入睡困难。

（10）氯氮。为弱安定药，具有镇静、抗焦虑、抗惊厥及肌肉松弛作用。主要用于治疗神经衰弱性失眠。

（11）硝西泮。具有安定、镇静、催眠作用。用于治疗各种失眠症。

（12）咪唑安定。适用于各种失眠症和睡眠节律障碍，特别适用于睡眠困难者。

（13）硝基安定。具有安定、镇静及显著催眠作用，其特点为引起近似生理性睡眠，无明显后遗效应。用于各种失眠症。

（14）格鲁米特。目前已少用。服后 20 分钟发生作用，可维持 4～6 小时。

（15）甲丙氨酯。用于治疗烦躁、焦虑和神经衰弱性失眠等症，不良反应少，毒性低。

（16）氟安定。具有较好的催眠作用，可缩短入睡时间、延长总睡眠时间、减少觉醒次数。用于难以入睡、夜间屡醒及早醒的各型失眠症。

哪些中成药有助眠功效

（1）九味神安胶囊（百合酸枣仁胶囊）。镇静安眠、固精健脾、补气养血。用于失眠、神经衰弱、抑郁等症。

（2）安神补心丸。养心安神。用于阴血不足引起的心悸失眠。

（3）养血安神糖浆。滋阴养血，宁心安神。用于精神倦怠，失眠健忘，卧寝多梦，肾虚腰酸，头晕乏力。

（4）脑乐静。养心，健脑，安神。用于精神忧郁，易惊失眠，烦躁及小儿夜不安寐。

（5）安神补脑液。生精补髓，增强脑力之剂。应用于神经衰弱，心悸失眠，记忆力减退等症。

（6）复方枣仁胶囊。养心安神。用于心神不安，失眠，多梦，惊悸。

（7）豆腐果苷片。用于缓解神经官能症的头疼、头昏及睡眠障碍。

（8）补中益气丸。协调身体功能，有助安眠。

（9）灵芝胶囊。宁心安神，健脾和胃。用于神经衰弱、失眠等症。

（10）七叶神安片。益气安神，活血止痛。用于心气不足，失眠，心悸。

（11）强力脑清素片。补肾健脾，养心安神。用于脾肾两虚、心神失养引起的心悸失眠。

（12）脑灵片。补气血，养心肾，健脑安神。用于心肾不交所致的失眠健忘患者。

（13）谷维素片。具有调节自主神经功能失调及内分泌代谢紊乱的作用。适用于神经官能症及更年期综合征引起的失眠症状。

（14）柏子养心丸。补气，养血，安神。用于心气虚寒，心悸易惊，失眠多梦，健忘。

（15）朱砂安神丸。清心养血，镇惊安神。用于胸中烦热，心悸不宁，失眠多梦。

（16）脑心舒口服液。滋补强壮，镇静安神。用于身体虚弱，心神不安，失眠多梦，神经衰弱，头痛眩晕。

哪些中草药有助眠功效

（1）茯神。宁心、安神、利水。用于心虚惊悸，健忘，失眠，惊痫，小便不利。

（2）合欢花。解郁安神。用于心神不安，忧郁失眠。

（3）首乌藤。养心安神，祛风通络。用于失眠多梦。

（4）朱砂。清心镇惊，安神解毒。用于心悸易惊，失眠多梦，小儿惊风。

（5）合欢皮。解郁安神，活血消肿。用于心神不安，忧郁失眠。

（6）远志。安神益智。用于心肾不交引起的失眠多梦、健忘惊悸，神志恍惚。

（7）柏子仁。养心安神，止汗润肠。用于虚烦失眠，心悸怔忪，阴虚盗汗。

（8）酸枣仁。养心，安神，敛汗。用于神经衰弱、失眠、多梦、盗汗。

（9）龙齿。镇惊安神，平肝潜阳，收敛固涩。用于惊痫癫狂，心悸失眠。

（10）龙骨。镇惊安神，平肝潜阳，收敛固涩。用于心神不宁，心悸失眠。

（11）琥珀。镇惊安神，活血散瘀。用于心神不宁，心悸失眠，惊风癫痫。

（12）磁石。平肝潜阳，镇惊安神。用于头晕目眩，惊悸失眠。

（13）金精石。镇惊安神，祛翳明目。用于目疾翳障，心悸怔忡和夜不安眠。

（14）缬草。镇静安神。用于情绪激动或疲劳引起的失眠症。

（15）西洋参。可静心凝神、消除疲劳、增强记忆力。用于失眠、烦躁、记忆力衰退及阿尔茨海默病等。

（16）灵芝。镇静安神，增强记忆力。用于失眠症、健忘症。

（17）莲子。补脾益胃，养心安神。用于心烦失眠。

（18）桂圆。补益心脾，养血安神。用于气血不足、心悸怔忪、健忘失眠。

（19）绞股蓝。清热解毒，益气安神。用于心烦失眠。

（20）百合。清心除烦，宁心安神。用于心情抑郁、神思恍惚、失眠多梦。

使用助眠药物需要注意哪些事项

药物治疗失眠症需要十分谨慎，以下是失眠症患者服用药物的常见误区：

（1）滥用催眠药。很多患者一出现失眠症状，就服用安眠药,而不分析引起失眠的原因。其实,只有一部分失眠症患者需要服用安眠药,尤其是有精神疾病症状者,要以多种方法结合治疗。

（2）服药时间不当。有些失眠症患者为了睡得安稳,一吃完晚饭,就早早服用安眠药,这是心理紧张的表现。服用安眠药的正确时间应为睡前半小时左右,服药后,不要过于紧张或思考问题,待药物见效后,自然可以入睡。

（3）突然停药。如果失眠症状好转,应逐渐停药。一些患者不明药理,突然停药后,则出现反跳性失眠（睡眠质量比服药前还差）。因此,停用安眠药要有一个过程。一般来说,每晚服用 1 片安眠药的患者,可以立即停药；每晚服用药物超过 2 片的患者,要逐渐减量,每隔两三天减一半的剂量。

（4）换药不当。同停药一样,失眠症患者换药也要有一个逐渐交替的过程,不要突然换用另一种药,也不要频繁地换药,更不要同时吃几种安眠药。很多失眠症患者的病情就是由于换药不当引起的。

失眠者随意服用安眠药可造成哪些后果

健康的人在睡眠时,大脑内能分泌出一种叫内啡肽的物质,这种物质能抑制脑神经系统的兴奋性,使人安然入睡。如果大脑分泌内啡肽的能力较差,兴奋性较高,就很难入睡,需要借助安眠药来帮助入睡。

安眠药是通过抑制中枢神经的兴奋点,起到促进睡眠的作用的。但是一般的安眠药毒性都比较大,其药物分子进入血液后,经过肝脏时,肝脏会产生一种分解安眠药的酶来解毒。安眠药吃得越多，肝脏产生酶的速度就越快，时间一长，正常的药量就起不到促进睡眠的作用，需要加大服药量，而这样做将给身体带来很大伤害。

为了避免安眠药的不良反应，不要随意服用安眠药，要做到能不吃就不吃。实在需要服用安眠药，也不要只吃一种药，以免上瘾。

怎样正确服用安眠药

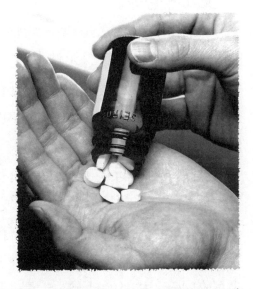

一般来说，失眠症患者对安眠药一般持两种截然相反的态度：有些患者过分恐惧安眠药，宁愿在床上痛苦地辗转反侧，也不吃一片药；另外一些患者则过分地依赖安眠药，每晚不吃就睡不着，而且越吃剂量越大。这两种态度都是错误的。在加强心理治疗、讲究睡眠卫生的基础上，间断性地服用催眠药物，可充分发挥药效，并减少不良反应。

服用安眠药只是治疗失眠症的一种手段，目的是重新建立正常的睡眠规律，而不是使睡眠依赖于药物。由于现有的安眠药都可能使失眠症患者产生抗药性，形成药物依赖，为避免对身体产生不良反应，并有效提高治疗效果，较为科学的服用方法为间断性地服用药物，即用药后如睡眠有所改善，要逐渐停药（连续服用安眠药不要超过2周），视情况再决定是否继续用药。

失眠与健忘症的治疗与调养

怎样才能避免安眠药的不良反应

镇静催眠药物被人们称为安眠药,有在短期内改善睡眠的作用,但其不良反应也困扰着许多长期服药的患者,导致失眠症状更为严重。这是因为几乎所有的安眠药都有"宿醉"的不良反应,尤其是使用最为广泛的苯二氮卓药物,如地西泮、艾司唑仑等。

"宿醉"现象就是指失眠症患者服用药物后睡得很好,但醒来后却头昏脑胀,无法集中注意力,严重影响正常的学习与工作。如出现上述症状,应首选心理治疗,而不是药物治疗。如果"宿醉"现象很严重,也可以服用新型的选择性催眠药,例如佐匹克隆(忆梦返)等。

有些安眠药还有其他不良反应,如服用后睡觉时做噩梦,反而失去了用药的意义,发生率大约为10%。这种情况与药物的化学结构、患者体质有关,可以改服其他药物。合理换药还可以避免患者对某一种药物产生依赖性,以及由此带来的停药后出现的头疼、头晕、恶心、呕吐等戒断反应。

老年失眠症患者应如何选择安眠药

由于阿米妥氮等药物能造成头昏脑胀、步伐不稳等症状,使人容易跌倒;还可产生类似动脉硬化性痴呆及智力障碍的症状,因此老年失眠症患者不可服用此药,尤其是肺性脑病患者要禁用。如果要服用司可巴比妥(速可眠),一定要从小剂量开始服用,半夜起夜时要小心别摔倒。

相对来说,苯二氮䓬类药物要安全得多,可选用地西泮

（安定）、氟西泮、硝西泮、阿普唑仑等，也应从小剂量开始服用。除此之外，一些中成药也有一定效果，可酌情选用。对于睡眠不深、整夜做梦、易醒者，可选用地西泮、甲丙氨酯（眠尔通）、水合氯醛等；对于睡眠还好，但入睡困难者，则可选用司可巴比妥（速可眠）、海米那（安眠酮）等。

老年重度失眠症患者服用褪黑素有什么好处

褪黑素是由人脑内的松果体产生的一种吲哚类激素，具有促进睡眠、调节时差、抗衰老、调节免疫、抗肿瘤等多种作用。

老年失眠症患者服用少量褪黑素后，与服药前相比，进入睡眠状态的时间可缩短一半，睡眠中醒来的次数也明显减少，而且浅睡阶段缩短，深睡阶段延长，容易被唤醒，睡眠质量得到良好的改善。即使服用较大剂量的褪黑素，也不会干扰正常的睡眠规律。褪黑素毒性较小，口服几小时后，在人体内的含量即降至正常水平。

褪黑素对睡眠虽然有一定的调节作用，但长期过量服用也会影响机体正常分泌褪黑素的功能。因此，如果是轻度失眠症患者，无须服用此药，只有重症失眠症患者才有必要服用。

对因服安眠药成瘾而引起的失眠症怎么办

安眠药成瘾，是指由于长期服用安眠药，导致不吃药就不能入睡，即使吃了药也睡得不好，因而白天委靡不振，一些人还有抑郁、情绪不稳、烦躁不安等表现。治疗时，应注意以下几方面：

（1）树立信心。认识失眠症状，了解失眠原因；同时要清楚，长期失眠和吃药才能入睡，是两种"习惯"。只要有恒心，任何习惯都可改变。

（2）了解治疗。治疗过程会反复，甚至可能通宵睡不着觉，白天可能头昏，这是正常反应，只要坚持治疗，这些现象就会消失。

（3）行为矫正。下午从事轻体力劳动1小时。整个下午尽量少喝水，吃晚饭时也不要喝汤。临睡前1小时停止脑力劳动，停止吸烟，到室外活动半小时。活动后，用温水洗澡或用热水浸泡双脚20分钟，然后上床睡觉。

如果上床半小时还没睡意，就服用安眠药。很快入睡，但不久即醒，也可服药。但在后半夜醒来时不吃药，诱导自己入睡；头脑清醒，就起床活动，等有睡意时再入睡。不管前一晚睡得如何，早晨都要按时起床，到室外活动。只要持之以恒，严格执行每天的睡眠与活动，就会摆脱安眠药成瘾的失眠症。

中医对失眠症分哪些类型

中医根据失眠症的不同表现，通常分为五种类型：

（1）心肝火旺。症见烦躁不宁、入睡艰难、稍睡即醒，甚至整夜不眠、头晕头痛、口干口苦、舌红苔黄、脉弦数。

（2）脾胃失和。症见脘腹胀满、嗳气不舒、食欲不佳、睡眠不安、形体消瘦、便秘或溏便、舌苔白腻、脉弦滑。

（3）悲忧伤肺。症见胸闷不舒、夜不成寐、时睡时醒、声弱气短、乏力多汗、不思饮食、舌淡红、舌苔薄白或白腻、脉沉细弱。

（4）心肾不交。症见心悸善惊、多梦易醒、夜寐不安、腰酸腿软、五心烦热、盗汗口干、面颊潮红、舌红少苔、脉细数。

（5）气血两虚。症见头晕神疲、心烦不安、失眠健忘、心慌气短、面色苍白或发黄、饮食不香、舌淡红苔薄白、脉细弱。

中医治疗失眠症是怎样对症下药的

根据中医辨证施治理论，失眠症可分为心火旺、心阴虚、心脾两虚、肾虚等多种类型。由于病因不同，选择的药物也不一样。

（1）心火旺型。表现为心胸烦热、夜不能眠、面赤口渴、心悸不安，可选用朱砂安神丸，午后及睡前各服用1次。

（2）心阴虚型。表现为心悸失眠、五心烦热、头晕耳鸣、健忘、口干、舌红少苔，可选用补心丹，午后及睡前各服一次。

（3）心脾两虚型。表现为失眠多梦、心悸、健忘、眩晕、面色发黄、缺乏食欲、神倦乏力、舌淡脉弱，可选用归脾丸，也可用养血安神片，午后及睡前各服用1次。

（4）肾虚型。表现为失眠健忘、头晕耳鸣、腰膝酸软、肾亏遗精，可用健脑补肾丸，或服用脑灵素。

运动保健和饮食调养

　　很多运动项目都可以消除和缓解失眠，如快走、做操、垂钓、慢跑、游泳、登山、打保龄球、打乒乓球、练瑜伽、跳舞、骑自行车、滑冰等。

可缓解和消除失眠的运动与保健操

为什么经常运动可消除失眠症

很多运动项目都可以消除和缓解失眠，如快走、做操、垂钓、慢跑、游泳、登山、打保龄球、打乒乓球、练瑜伽、跳舞、骑自行车、滑冰等。对多数失眠者来说，应该从快走、做操开始锻炼。尤其是平时缺乏运动的失眠者，更不宜从剧烈的运动开始，而且运动量也不宜过大，以免过于疲劳，使身体产生不适感而加重失眠症状。那么，怎样运动才好呢？

如果睡觉前2~3小时进行适度运动，就可以促进睡眠。尤其是做一些加深呼吸的运动，如扩胸运动，不仅可给身体补充大量氧气，还有利于消除一天的疲劳。此外，也可根据自己的爱好，选择游泳、骑自行车、打太极拳等运动项目。应注意的是，晚上运动的时间不要离睡眠时间太近，否则效果适得其反。一般情况下，轻、中度的运动比大运动量疗效好。

晨练为什么能改善失眠症

有人夜间睡不好，早晨就有意识地多睡一会儿，认为对保证当天的精力充沛有好处。其实,这样做并不科学,不但不能消除引起失眠的根本原因,而且容易消磨人的意志,引起忧愁和烦躁情绪,加重失眠。失眠者若能坚持早起晨练,一段时间后,可对神经系统的兴奋和抑制过程起到良好的调节作用,为恢复正常的睡眠建立良好的基础,可以从根本上消除失眠。

在开始晨练的几周内,由于身体的不适应,不但睡眠状况得不到改善,甚至会加重失眠。这属于正常现象。只要你坚持下去,逐步摸索出适合自己的晨练方式和运动量,几周至几个月后,睡眠就会有所改善。

适合失眠症患者的放松保健法怎样做

放松保健法是指通过适当的肢体运动,使肌肉和神经得到放松,调节身体各个系统的功能,以达到治病保健、安神助眠的目的。治疗时,自然仰卧,双臂伸直放松,掌心向下,按以下顺序进行:

(1)绷紧颈部肌肉,想象两股强大的力量分别令颈部前倾、后仰,另两股强大的力量分别令颈部左弯、右屈。体会颈部紧张感,再放松脖子。

(2)绷紧左臂肌肉,想象两股强大的力量分别令手腕里屈、外翻,另两股强大的力量分别令肘部弯曲、伸直。体会肌肉的紧张感,再放松左臂。右臂也按同样的方法,体会紧张与放松。

(3)双肩依次向上、向下、向前、向后拉紧,体会肩膀、胸肌、背肌的紧张感,然后放松。

（4）绷紧腹肌，体会腹部的紧张感，再深呼吸，体会横膈的紧张感，然后用力将双腿向后、向左、向右挺直，体会腰肌的紧张感，然后放松。

（5）双腿用力向前伸直，双脚用力向上抬，体会大腿、小腿前面肌肉的紧张感，再将双腿用力向后弯曲，双脚用力向后挺，体会大腿、小腿后侧及臀部肌肉的紧张感，然后放松。

以上全部动作为一个循环。根据自身情况，每个循环练习30秒至3分钟，7天为一疗程。注意要循序渐进，不可操之过急。如在练习时有疲倦困乏之感，可随时停下，自然入睡。

失眠症患者常练太极拳有哪些好处

太极拳是我国传统的武术运动，经常打太极拳，不但可以强身健体，而且对消除失眠有很好的作用。主要表现为：

（1）加强肾脏的藏精、保精功能，能消除体虚肾亏引起的失眠、多梦等症状，明显改善睡眠质量。

（2）促进血液循环，降低心肌耗氧量，减轻心脏负担，改善心肌供血状况，从而增强心脏功能。

（3）增加肺活量，增强肺泡的换气功能，使大脑得到充足的氧气，有利于迅速入睡。

（4）改善神经系统功能，调节自主神经，使高度紧张的精神状态得到松弛，能够治疗失眠、多梦、健忘、神经衰弱、心烦易怒、神志不宁等症。

（5）加快胃肠道蠕动，促进消化液和消化酶的分泌，有利于营养物质的吸收。

（6）调节内分泌，降低血糖，推迟更年期出现的时间，避免内分泌功能紊乱。

（7）提高机体免疫力，增强体质，预防、治疗疾病，延缓衰老。

跳舞对改善失眠症有什么作用

跳舞是一种全身运动，不仅能陶冶情操，还可锻炼身体，调节情绪，起到防病治病的作用。优美的动作、欢快的旋律、

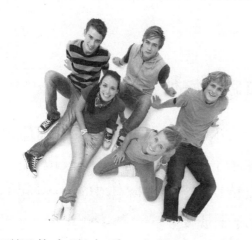

轻松的节奏，可使内心深处的焦虑、愤怒、抑郁、悲哀等不良情绪释放出来，对心理障碍引起的失眠症有治疗作用。

科学研究表明，经常跳舞可调节各脏器的功能，令人气血流畅，并且可调节大脑皮质、中枢神经系统和自主神经系统的功能。另外，跳舞后可使失眠者有轻度疲劳感，从而使兴奋状态得到抑制，焦虑状态得到缓解，有利于身心健康和促进睡眠。所以说，舞蹈是失眠者最好的安定剂。

失眠症患者为什么不可过度运动

适度运动有益于睡眠，但过度运动后，身体来不及恢复，不仅会导致肌肉酸痛，食欲减退，影响以后锻炼，还会使机体

失眠与健忘症的治疗与调养

代谢率过高，人体始终处于恢复状态，久而久之，会引起持久性神经兴奋，导致失眠。

科学研究表明，科学的锻炼时间为每次 1～1.5 小时（大众健身标准）。失眠者锻炼时，不要使用爆发力，不用过大的力量进行锻炼，因为这些因素都可引起血压的骤升，不但增加受伤的概率，还会加重失眠的症状。

每次锻炼之后，应让身体得到充分休息，以便恢复体力，隔 1～2 天再进行锻炼。适当的运动量应为每星期不超过 5 次，每次 30 分钟左右。运动时，应将心率保持在最高心率（一般为 220 减去年龄数）的 70%～85%。

失眠症患者睡前催眠操怎样做

睡前催眠操具有放松身心、改善睡眠、调整心态、辅助治疗疾病的作用。具体做法如下：

（1）浴面操。选择安静清洁的环境，平心静坐，闭目，双掌置于鼻两侧，从下颌向上搓面部至前发际，再自上而下搓面部 50～60 次。揉搓力度不宜过大。

（2）眼操。保持静坐姿势，身心放松，闭目，用右手拇、食二指分别轻按右眼，先按顺时针方向揉按 30 次，再按逆时针方向揉按 30 次。然后以相同方法按左眼。手法宜轻柔，力度不宜过大。

（3）躯干摆动。身心放松，两脚分开站立，稍宽于肩，双手叉腰，上身向左右各摆动 30 次。

（4）肩臂绕环。身心放松，保持站立姿势，双手放于肩上，两肘由前向上、向后、向下绕环 30 次，再反方向绕环 30 次。

动作幅度、速度宜适当，不能太快，以免引起神经紧张和兴奋；也不能太慢，以免达不到治疗的效果。

（5）深呼吸下蹲。身心放松，双脚稍微分开站立，吸足气后，屈膝下蹲，同时慢慢呼气，头随下蹲而垂于两膝间，双手放于两腿外侧，然后逐渐站起并吸气，还原为站立姿势。反复做 12 次，动作要缓慢，呼吸要深长。

（6）拍打身体。身体保持站立的姿势，双脚稍微分开，然后再用双掌轻轻拍打全身肌肉，顺序是胸—背—腹—腰—臀—上肢—下肢，要求是从上向下拍打全身。动作力度宜适中，切忌用力过猛，每个部位拍打 12 次。

睡前催眠操每晚练习 1 次，10 次为 1 个疗程。一般情况下，1~2 个疗程即可发挥疗效。工作紧张、精神压力较大的人也可通过做此套催眠操来提高睡眠质量，预防失眠症。

失眠症患者怎样做七敲宁心安神操

中医经络学称，人体最重要的十二条正经中，与手相关的有 6 条，手部与此相关的穴位有 23 个。此外，手上还分布着许多经外奇穴、全息穴。也就是说，仅仅在手部就有近百个穴位，按摩或敲击这些穴位，几乎可以治疗全身疾病。下面这套宁心安神操就是通过敲击手部与大脑相关的穴位，起到通经活络、宁心安神、健脑益智的作用。此操无须任何器具，适合所有失眠症患者。具体操作如下：

（1）敲大陵穴。大陵穴位于两手腕关节横纹的正中两筋之间。两手握空拳，拳心相对，对敲大陵穴 32 次。

（2）敲腕骨。两手握空拳，放松，右拳在上，拳心向上，左拳在下,拳心向下,腕骨对腕骨交叉放置,用力敲打16次。换左拳在上,用同样方法,再敲16次。

（3）敲合谷穴。双手握空拳,拳心向下,手臂向前平伸,用右手拇指关节的高处,敲左手合谷穴（拇、食两指张开,以另一手的拇指关节横纹放在虎口边缘上,拇指尖屈曲按下,到达之处就是合谷穴）16次;换左手,用同样方法敲右手合谷穴16次。

（4）敲后溪穴。肘屈,两手握空拳,拳心向里,第五掌骨小头后方的掌横纹头为后溪穴,双手对敲32次。

（5）插虎口。双掌摊平,两手拇指、食指分开,掌心向下,对插虎口,插32次。

（6）插八邪穴。八邪穴位于手背各指缝间,赤白肉际处。两手十指张开,手心向里,互插八邪穴32次。

（7）打劳宫穴。右手握拳,用拳背高凸处敲打左劳宫穴16次;再左手握拳,敲右劳宫穴16次。屈指握拳时,中指与无名指之间,即劳宫穴。

适合失眠症患者的甩手操怎样做

甩手操是一种手臂前后连续摆动的健身方法,可积极活动肩肘关节,通过振动手臂活动筋骨,有助于人体经络气血的循环与通畅,增强心肺功能,还能增强记忆力,消除精神压力。根据实验证实,甩手操能增强人体脑部内啡肽的产生,从而达到镇静、安神、稳定情绪的功效。具体步骤如下:

（1）两腿分开,宽与肩齐;两手在肩旁自然垂直,掌心向后。

（2）站直，小腹收紧，挺胸，抬头，颈骨放松。

（3）整个脚掌紧压地面，以感到大腿小腿肌肉处于紧张状态为度。

（4）眼向前平视，以感觉舒适为度，摒除杂念，将注意力集中于两腿上。

（5）挥臂，起手前甩，自然用力，手高度与身体成30°。然后往后甩，用实力，手高度约与身体成60°。用力至感到肌肉有反作用力量，便自然回摆。

（6）重复挥臂动作，次数由少而多，循序渐进，可由二三百次起逐渐递增，加至两千多次时约需半小时。

常放风筝对失眠症患者有哪些益处

放风筝是一种有趣的休闲活动，现如今更是成为风靡世界的体育运动。在春暖花开、风和日丽的季节去野外放风筝，不仅使人心旷神怡、增添生活乐趣，而且还能锻炼身体，增强体质。对失眠症患者更是益处多多。

（1）增强体质。放风筝时要动用手、腕、肘、臂、腰、腿、足等人体各个部位，使全身得到锻炼。当风筝上升、倾斜时，就需要奔跑、拉线、左右摆动……这些动作，都使机体各部位得到锻炼。

（2）疏泄内热。冬季气温较低，久居室内则气血郁结，精气封藏，往往内热积聚，代谢减弱。这时，若能到野外放风筝，晒晒太阳，并呼吸新鲜空气，既享受了大自然的美景，又舒展了筋骨，促进了全身血液循环、扩张毛孔、泄热散郁，还能锻炼臂腿肌肉，增大肺活量，有吐故纳新、促进代谢、维持身体内分泌平衡等作用。

（3）消疲健脑。研究表明，经常出外放风筝，对神经衰弱、精神抑郁症、视力减退、小儿智力不足等均具有一定疗效。放风筝可以陶冶情操，净化心灵。仰观风筝，可以催人奋发向上，还可以使人精神愉快。

可缓解失眠的简易保健操怎样做

坚持每天做简易失眠保健操，对改善睡眠有很大帮助，每天晚上睡觉前做，效果更好。具体方法如下：

（1）因前一夜失眠而次日感觉头昏脑涨时，将上身坐直，把头尽量向后仰，每次坚持 8～15 秒，做 4～8 次。

（2）因前一夜失眠而次日感觉两手酸软时，可以将两手掌来回快速地搓动 10～12 秒，以使掌心产生热量，然后再将发酸的双手摇动 8～10 次。

（3）因前一夜失眠而次日感觉两脚麻木时，可以在坐着时，将双腿尽量向前伸直，坚持 8～10 秒，然后将上身坐直，活动双腿 8～10 次。上述全部动作为 1 组，每次可做 4～6 组。

健忘症的常识与保健

什么是健忘症

简单地说，健忘症就是大脑的思考能力（检索能力）暂时出现了障碍。健忘症的特点是随着时间的发展会自然消失。

健忘症和痴呆有什么区别

痴呆是整个记忆力出现严重损伤所致。它和健忘症是两种截然不同的疾病。故医学用语称为暂时性记忆障碍。

健忘症发病原因是什么

健忘症的发病原因是多样化的，其中最主要的原因就是年龄因素。目前健忘症发病率有低龄化趋势，但相对年轻人而言，40岁以上的中老年人则更容易患健忘症。只是因为，通常人的最佳记忆力是在20岁前后，而后大脑的功能开始逐渐衰退，到25岁前后，记忆力开始正式下降，而且年龄越大记忆能力就越低，因此一些25～30岁以上的人，被健忘症所困扰也就不奇怪了。此外,健忘症的发生还有各种外部原因,如持续的压力和紧张会使脑细胞产生疲劳,使健忘症恶化;其次,过度吸烟、饮酒、缺乏维生素等,都可引起暂时性记忆力恶化。最近,专家又注意到,心理因素对健忘症的形成也有不可忽视的影响。到医院就诊的健忘症患者有很多都患有抑郁症状。一旦人陷入抑郁症中,就会固执地仅关注抑郁本身而对社会上的人和事情漠不关心,于是大脑的活动力变得低下,进而诱发健忘症的发生。

健忘症分哪两大类型

健忘症主要分为器质性健忘和功能性健忘两大类。两者的区别如下:

(1)器质性健忘。是由于大脑皮质记忆神经出了毛病,包括患脑肿瘤、脑外伤、脑炎等,造成记忆力减退或丧失;此外,某些全身性严重疾病,如内分泌功能障碍、营养不良、慢性中毒等,也会损伤大脑造成健忘。

(2)功能性健忘,是指大脑皮质记忆功能出了问题。成年人由于肩负工作重任,精力往往不易集中,学了东西,记忆在大脑皮质的特定部位常常扎得不深,不如青少年时期,这类原因引起的健忘称为功能性健忘。

怎样自我检测是否患了健忘症

通过回答以下问题,就可以检测自己是否为健忘和健忘的程度:

（1）经常忘记电话号码或人的姓名。

（2）有时已经发生的事情，短时间内却无法回忆起细节。

（3）几天前听到的话都忘了。

（4）很久以前曾经能熟练进行的工作，现在重新学习起来有困难。

（5）反复进行的日常生活发生变化时，一时难以适应。

（6）配偶生日、结婚纪念日等重要的事情总是忘记。

（7）对同一个人经常重复相同的话。

（8）不管什么事做过就忘了。

（9）忘记约会。

（10）说话时突然忘了说的是什么。

（11）忘记吃药时间。

（12）买许多东西时总是漏掉一、二件没买。

（13）忘记关煤气而把饭菜烧焦。

（14）反复提相同的问题。

（15）记不清某件事情是否做过。例如锁门、关电源。

（16）忘记应该带走或带来的东西。

（17）说话时突然不知如何表达。

（18）忘记把东西放在哪里。

（19）曾经去过的地方再去却找不到路。

（20）物品在经常被放置的地方找不到，却在想不到的地方找到了。

如符合0～5个属与正常。偶尔有些琐事想不起来，这只是极轻微的记忆力减退，没必要浪费时间来担心是否患了健忘症。

符合6～14个说明有轻微的健忘症。很多怀疑自己得了严重健忘症的人大多数处于这个阶段。轻微的健忘症多数人都有，不必有太大的心理压力，但应注意调整，戒除烟酒，补充维生素。

符合 15～20 个说明已患严重的健忘症。应找专家问诊，寻找恰当方法治疗。

健忘与失眠有什么关系

健忘和失眠的本质虽然不一样，但两者可以相互影响，失眠可导致和加重健忘，健忘也会间接地加重失眠症状。

失眠者常常会觉得自己的记忆力减退了，做事情经常丢三落四，而且常常忘记物品的存放地点，或者想不起来某人的名字，记不清别人说过的话的大致内容，甚至连别人交代过自己的事都转眼忘在脑后等，因此会非常焦虑，并产生长此以往将会导致失忆症或阿尔茨海默病的想法。其实，失眠患者的健忘症状与大脑生理性病变引起的记忆障碍不同，主要原因是由于注意力不集中、精神疲乏或缺乏兴趣所导致的，这种健忘只是暂时性的，在改善睡眠后就可以完全恢复。而且大脑生理性病变患者根本不能将识记的内容保存在大脑里，因而也就无法在大脑中再现识记的内容。

什么是逆行性健忘和顺行性健忘

忘记发生记忆障碍的时间点以前的事叫做逆行性健忘。忘记发生记忆障碍的时间点以后的事情叫做顺行性健忘。

逆行性健忘多是因为受到了巨大的刺激，所以完全不记得受刺激以前的记忆，不过忘记的是发生的事情和亲人、熟人的名字，所以还可以掌握日常的生活常识。逆行性健忘经过治疗而痊愈的例子有很多，这是因为大脑没有受伤，仅仅是由于心理因素而导致的健忘症，所以回到引起记忆障碍发生的地点或者重建记忆障碍发生时的场景，是很有可能使失去的记忆恢复过来的。

顺行性健忘症患者记得患病前的生活经历，却无法对患病后的任何事件形成持续的记忆。即使努力回忆，记忆还是停留在患病以前。这是由于大脑海马体受到了损伤。海马体对记忆功能起着关键的作用，它不仅能使将经历的各种事件与时间顺序相联系，还将周围大脑皮质内的细胞，对人体的位移进行定位，使大脑获得事件发生环境的丰富信息，从而更好地记忆。经常服用安眠药，会产生顺行性健忘。目前无法根治顺行性健忘症，但治疗可以延缓病情的发展。

健忘症和阿尔茨海默病有什么关系

在大多数人眼里，健忘只是年龄增长带来的无奈，是无关大碍的必然结果，却不知道记忆力衰退并不完全与年龄有关，其实这是疾病的综合表现。

根据统计，50岁以上的人群中，70%的人存在不同程度的记忆减退、健忘，其中4%的人最终发展成痴呆症；而65岁以上的老年人有10%存在智力障碍，其中约1/2的人最终发展为痴呆症。也就是说，健忘所导致的最坏、最多的后果是阿尔茨海默病。

阿尔茨海默病是指老年期出现的、持续的智能损害，导致无法挽回的智能缺失和社会适应能力降低。主要表现为抽象思维能力丧失、推理判断与计划不足、丧失兴趣、反应迟钝、不拘小节、健忘、视觉与空间定向力差、说话不流利等。

记忆力衰退和阿尔茨海默病不仅是年龄增长的结果,根本原因是众多疾病因素积累到一定程度所导致的。阿尔茨海默病最早、最重要的表现就是健忘。因此,医学专家建议,那些尽管年轻但是常常"丢三落四"的人应该提高警惕,及早、积极地治疗健忘,以避免逐渐发展成为阿尔茨海默病。

怎样预防健忘症

健忘症的发生与日常生活习惯有着密切的关系,不良的生活习惯不但诱发或加重健忘症状,还会对身体健康造成长期的隐患。摒弃以下不良习惯,就会远离健忘症的困扰。

（1）首先是用脑时间不宜过长。很多人为了提高工作效率,回家后也要工作到深夜;有些学生也经常为了提高成绩而熬夜学习。其实这些做法都弊大于利。因为缺乏睡眠会导致交感神经兴奋度降低,使大脑摄取信息和保留信息的能力减弱。若强迫大脑在这种状态下工作,非但达不到提高效率的目的,还会损伤大脑,长此以往就会导致记忆力下降,甚至患上健忘症。此外,身体一旦超负荷工作,就会使人气血失衡,导致习惯性健忘。

（2）不可常吃止痛药、安眠药。此类药物主要是通过抑制神经传导物质来达到促进睡眠或止痛的效果,长期使用会导致记忆神经反应性持续降低,易使人出现健忘症状。

（3）不宜摄入过多的有害金属物质。喜食爆米花、罐头、皮蛋、油炸类食物等含铅量较高的食品，以及日常习惯用铝制炊具和餐具的人群，都会造成体内摄入过多的重金属。如不能及时将重金属排出体外，就会滞留、蓄积于人体内，时间久了就会造成脑反应速度的减慢，影响记忆力。

（4）不宜过分依赖记事本。很多人习惯将所做的事都写在记事本上，认为这样做不会出差错，其实对记忆力来说，这是一个不良的习惯。因为过分依赖记事本，就会使人缺乏记忆锻炼，时间久了会出现记忆力衰退的症状。

（5）摒弃"垃圾睡眠"。看电视、听音乐或者玩电脑的时候睡着；强迫自己按"点"睡觉、按"点"起床，而这"点"却总在调整；自然醒来后不立即起床，肆意延长睡眠时间；晚上不睡，白天补觉，节假日昏睡不起等，这些统称"垃圾睡眠"。而由此引发的症状之一就是健忘症。

易健忘者为什么应减缓各种压力

很多人在登台演出或参加考试的时候，由于心理压力过大，往往会出现不同程度的记忆力暂时减退。此外，工作压力过大、出现家庭纠纷、过于忧虑、事务繁多时，也非常容易造成大脑疲乏，出现健忘症状。这是由于人在压力过大的情况下，能够刺激大脑中一种名为蛋白激酶 C 的酶，使其活性增强，但是这种酶具有削弱短期记忆力和大脑前额皮质功能的作用。除了影响人的记忆力外，蛋白激酶 C 也是导致精神疾病、注意力分散、容易冲动和判断力下降等症状的因素之一。值得注意的是，对自己的健忘症状过于敏感，并始终耿耿于怀等，也可能导致健忘症状的加重。因此，健忘症患者要经常保持精神放松,乐观地面对工作压力和其他问题,不要把自己的健忘症时刻放在心上。此外,还要用心观察,找到使自己产生压力的真正原因。只要找到压力的根源,正确地释放压力,就能有效改善健忘症状。

对功能性健忘症应如何调理

年轻人的健忘症多为功能性健忘,如能及早进行调理,可收到良好效果。

(1)放松心情。培养乐观开朗的性格和广泛的兴趣,多同家人、朋友交往,对改善健忘有很大帮助。

(2)科学用脑。平时尽量多动脑想问题,经常看书、看电影,多与人下棋,使脑细胞时常处于活跃的状态,可以改善健忘症状。长时间用脑后,应让大脑适当休息,保持脑细胞活力。

(3)音乐调解。多听旋律优美的乐曲,如《梅花三弄》《二泉映月》等,每次听30分钟,每天2次。长期坚持,有助于提高记忆力。

(4)饮食调理。B族维生素、蛋白质、氨基酸及铜、碘、铁、锌等矿物质都具有补脑健脑、增强记忆力的作用,宜多吃富含这些营养元素的食物,如乳类、豆类、鱼类、核桃、葵花子等。过咸、过甜、油腻,以及含咖啡因的食物则应少吃或不吃。

(5)限时强记。在规定的时间里,背诵一些人名、单词等,可锻炼记忆力。如有条件,学习一门外语或乐器也是很好的选择。

(6)纸笔记忆。将重要事情写在笔记本上,将日程安排记在日历上,购物或出差前开列清单等,都是提高记忆力的好方法。

（7）保证睡眠。工作、学习和娱乐都要有规律、适度，以保证睡眠充足。

（8）加强运动。体育运动使足够的血液和氧气供应给大脑，可提高记忆力。

此外，还应戒烟、戒酒，尽量不使用铝制餐具。

健忘症患者如何提高记忆力

（1）多用联想记忆法。

（2）将双手的拇指、食指张开，拼成一个长方形，在心里想象成照相机拍照的样子，假设用照片存档，有助于加强记忆。

（3）自言自语，将容易忘记的事说出来。

（4）将可能忘记的事写在纸上，多写几遍，直至记住为止。

（5）将要记忆的事物分门别类，就不容易忘记。

（6）以编故事的形式，把要记住的事物联系起来，有助于记忆。

（7）把人的名字与容貌一起联想，有助于记住人名。

（8）寻找事物中的标记，可将社会大事与个人经历结合，可加深记忆。

（9）重点提示可以帮助记忆。

（10）经常阅读有助于强化记忆。

（11）不时测验自己的记忆能力。

（12）保持心平气和。

（13）远离药物和烟酒，因为它们会间接导致健忘症。

听音乐对健忘症患者有哪些益处

音乐包含声波、旋律、音色、节拍等复杂的信息，以及由以上因素构成的音乐情绪体验，影响思维和记忆的合成。音乐疗法的确有助于唤起健忘者失去的记忆，这其中的原因相当复杂。古人就将听琴视做除健忘、启心智的好方法，并已在很大程度上改善健忘症状。

专家在研究眼睛活动与脑电波的相互关系中发现，人在凝视某件东西并进行记忆时，脑电波的波形和组成部分，都是很有规律的。这从另一个方面说明，特定音乐下的脑电波，很可能就是唤回记忆的特定波形。

实验表明，在特定音乐的作用下，人的脑电波波幅会加大，而频率减低，同时呈现一种脑细胞活动的有序化现象，降低混乱状态，这时候，可使某些被损坏的脑细胞得到修复，对因大脑皮质记忆神经障碍或严重的全身疾病引起的健忘症，有很好的改善作用。

选择用于治疗健忘的曲目时应遵循哪些原则

健忘者适宜常听熟悉的歌曲或音乐。这是因为熟悉的音乐往往与过去难忘的生活片段紧密结合在一起，想起难忘的生活，就会情不自禁地哼起熟悉的歌曲或音乐；哼起熟悉的歌曲或音乐，也同样会回忆起难忘的生活。

治疗时，应遵循以下原则：

（1）分清健忘者的健忘类型、发病原因、病程长短、健忘程度和健忘者的年龄、重要经历、职业、音乐爱好等，这是改善健忘症的关键所在。

（2）根据健忘者的病情及病因，选择适合的曲目，可做到有的放矢。

（3）针对健忘者的个人情况，选择其平时喜爱的乐曲，往往可以收到意外的疗效。如健忘者曾经是军人，可选取《解

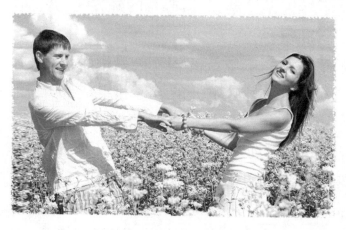

放军进行曲》；健忘者喜爱听海顿的曲子，可播放海顿的《惊愕》《军队》等。

治疗形式可以多样化，除在家中、专业治疗室里进行外，参加音乐会、音乐沙龙等集体音乐活动也是很好的方法。治疗时，每次30分钟，每天2次，30天为一个疗程。

哪些音乐曲目有改善健忘症的作用

根据健忘的发病原因和健忘者的情绪，可以相应选择具有以下作用的曲子：

（1）安神镇静。舒缓、轻柔、婉转、优雅的乐曲，有安神定志、镇静安眠之效，如健忘者心情偏激，焦躁不安，可选择古筝独奏《春江花月夜》、二胡独奏《月夜》、高胡独奏《南渡江》，以及《病中吟》《催眠曲》《渔光曲》等民族乐曲。

（2）兴奋开郁。节奏明快、旋律流畅、音色优美的乐曲，可振奋精神、调节心情。如健忘者情志抑郁，可选用《流水》

《喜相逢》《赛马》《光明行》《喜洋洋》《假日的海滩》《百鸟朝凤》《八哥洗澡》等民族乐曲。

（3）养心益智。乐曲选择以古典音乐为主，以抒情、典雅、富有生气、令人奋进为原则，如《阳关三叠》《春江花月夜》《江南丝竹》《空山鸟语》等内容健康的宫廷音乐、民族乐曲等。

（4）娱神益寿。高雅的情操、广阔的胸襟、开朗的性格，是防病抗衰、延年益寿之根本。乐曲选择应以典雅的传统乐曲为主，格调多变，兼具明快、安静、引人沉思等特点，如《梅花三弄》《良宵》《醉翁吟》《平沙落雁》《高山流水》《潇湘水云》《百鸟行》《空山鸟语》《荫中鸟》等。

怎样用足部按摩法治疗健忘症

中医理论认为，健忘主要是由于肾气亏虚、心肾不交、心脾两虚、痰浊扰心、瘀血痹阻等因素所导致的。足部按摩对于治疗健忘症有很好的疗效。

按摩部位

足底部反射区：头部（大脑）、脑垂体、甲状腺、甲状旁腺、腹腔神经丛、肝脏、心脏、脾、肾脏、输尿管、膀胱、胃、胰、十二指肠、盲肠（阑尾）、回盲瓣、升结肠、横结肠、降结肠、乙状结肠及直肠、小肠，以及肛门和生殖腺。

足外侧反射区：生殖腺。

足背部反射区：上身淋巴结、下身淋巴结、胸部淋巴结（胸腺）。

常用手法

足底部反射区：拇指指端点法、食指指间关节点法、拇指关节刮法和按法、食指关节刮法、双指关节刮法、拳刮法、拇指推法、擦法、拳面叩击法等。

足外侧反射区：食指外侧缘刮法、按法、拇指推法、叩击法等。

足背部反射区：拇指指端点法、食指指间关节点法、食指推法等。

怎样用针灸治疗健忘症

神经衰弱、脑动脉硬化及部分精神心理疾病患者容易出现健忘症状，病因一般为虚多实少。虚者以心、脾、肾为主，即心血不足、脾气不运和肾精亏虚；实者有肝郁、心火、痰浊、瘀血四型。临床常见虚实夹杂，主要有以下几种：

（1）心脾两虚型。症状为记忆力减退、精神倦怠、怔忪少寐、面白神怯、心悸气短、纳呆腹胀、苔薄白舌质淡、脉细弱。取穴心俞、脾俞、膈俞、三阴交。用捻转补法，留针20分钟。

（2）心肾不交型。症状为遇事善忘、精神恍惚、腰酸腿软、五心烦热、盗汗遗精、虚烦不寐、头晕耳鸣、苔净质红、脉细数等。取穴心俞、劳宫、肾俞、太渊。心腧、劳宫用捻转泻法，肾俞、太溪用提插捻转补法，留针20分钟。

（3）痰浊扰心型。症状为善忘嗜卧、头重胸闷、口黏纳呆、喉鸣有痰、眩晕少动、苔白腻、脉弦滑。取穴章门、丰隆、巨阙、阴陵泉。阴陵泉用捻转补法，余穴用捻转泻法，留针20分钟。

失眠与健忘症患者的饮食原则

失眠症患者的饮食原则

（1）三餐适当。早餐要吃好，应吃体积小而富含热量、色香味美的食物，如豆浆、牛奶、鸡蛋、面包等；午餐要吃饱，因为午餐前后人体消耗热量比较大，所需热量最高；晚餐要吃少，因为晚餐后不久要睡觉，所需热量较少。

（2）食要定时。胃肠的消化也受生物钟的控制。如果每天能按时吃饭、睡觉，建立正常的生活节奏，那么将有助于睡眠。

（3）食物宜清淡、富有营养。应多吃清淡而富有营养的食物，如奶类、谷类、蛋类、鱼类、冬瓜、菠菜、苹果、橘子等，保证摄入充足的维生素 C、维生素 E 等营养素。

（4）过饱或过饥不宜入睡。睡觉前不要吃得过饱，否则会妨碍睡眠；也不应该在饥饿时上床睡觉，否则会提高人体的警觉性，从而使人难以入睡。

（5）尽量少饮用含咖啡因的饮料，如咖啡、茶、可乐类饮料，可多喝一些水果蔬菜汁。

（6）注意补充水分。水分可维持脏腑的正常需要，润滑肠道,利二便,促进体内有害物质的排泄。

（7）要补钙。多吃富含钙的食物,如牛奶、芝麻酱、蛋类、海藻类、小鱼、绿叶蔬菜、豆制品等,有利于大脑充分利用色氨酸,可促使胰腺、肝脏活动加速,促进胆汁、胰液的分泌,提高消化吸收的效果。

（8）要补镁。镁是天然的放松剂和镇静剂。所有深色植物的叶绿素中都含有镁,未加工的谷类食物、香蕉、坚果（如无花果）、香菜、柠檬、葡萄、苹果、核桃、粗面包中也富含镁。

（9）要补锌。缺锌可导致失眠。牡蛎、鲱鱼含锌量最高,瘦肉、奶制品、苹果、核桃及动物肝脏、肾脏含锌也较高。

（10）要补铜。缺铜也可导致失眠。富含铜的食物有乌贼、鱿鱼、章鱼、蛤蜊、田螺、螃蟹、虾、泥鳅、黄鳝、羊肉、蘑菇、黑木耳、玉米、蚕豆、豌豆等。

（11）注意补充色氨酸。鱼类、蛋类、肉类、牛奶、酸奶、奶酪等富含的色氨酸,是大脑制造血清素的原料,可以让人的精神放松、心情愉悦,从而引发睡意。

（12）注意补充褪黑素。睡眠与大脑松果体分泌的褪黑素有关。黄瓜、西红柿、香蕉和胡萝卜中含有与褪黑素结构相似的物质。

（13）注意补充 B 族维生素。维生素 B_1、维生素 B_2、维生素 B_3、维生素 B_6、维生素 B_{12} 等均有助睡眠的功效。富含 B 族维生素的食物有酵母、全麦制品、花生、核桃、绿叶蔬菜、牛奶、动物肝脏、牛肉、猪肉、蛋类等。

（14）注意补充叶酸。缺乏叶酸可导致失眠。绿色蔬菜中叶酸含量非常丰富。

（15）注意补充蛋白质。失眠可消耗大量的热量,及时补充营养有利于疾病的康复,建议以高蛋白质、高纤维、高热量饮食为主,并注意食用润肠的食物,以保持大便通畅。

（16）注意补充淀粉。淀粉类食物（如面包、空心粉、马铃薯等）有促进睡眠的作用,可以快速使大脑产生传导睡眠的神经化学物质。

（17）多吃具有养血安神、镇静催眠作用的食物,如蜂蜜、鸡蛋黄、百合、莲子、桑椹、大枣、小麦、芝麻、核桃、桂圆、猪心、苹果等。

（18）适量补充有助于改善神经功能的食物。如河鱼、海鱼、牡蛎、虾、泥鳅、猪肝、猪腰、核桃、花生、苹果、蘑菇、豌豆、蚕豆、牛奶等。

（19）忌食辛、辣、腌、熏类等有刺激性的食物,患者应按自身体质选择适合的食物。

失眠症患者日常适宜吃哪些食物

主食类

小麦。性凉,味甘。具有清热除烦、养心安神、益肾、止渴、补虚损、厚肠胃、强气力等功效,适用于失眠、躁动、骨蒸潮热、盗汗、咽干舌燥、小便不利等症。应用时,宜用整粒小麦煮食,不应去皮。

小米。味咸,性微寒,无毒。含有丰富的色氨酸,能使大脑思维活动受到暂时抑制,使人产生困倦感。具有消胃火、安心神、养肾气、益丹田、补虚损、开肠胃的功效。可治失眠、反胃、热痢、小便不利等症。可煮粥食用。

高粱米。性微寒,味甘。营养丰富,其色氨酸含量为谷类之首。具有益脾和胃、安神等功效,适用于胃气不和所导致的失眠等症。

糯米。味甘,性温,无毒。具有补气血、暖脾胃、滋润补虚、温养五脏、益气安神等功效。适用于失眠、体虚、神经衰弱者食用,尤以煮稀饭,或与红枣同煮成稀粥为最佳。

燕麦。味甘,性平,无毒。含有其他谷类不含的皂苷和丰富的 B 族维生素,能促使人体产生褪黑素,大量食用可促进睡眠。

面包。多吃全麦面包,有助于促进胰岛素的分泌,胰岛素在大脑中转变成血清素,有助于色胺酸对大脑产生影响,促进睡眠。

副食类

猪脑。性寒,味甘。具有益肾安神、健脑益智等功效,适用于肾虚所导致的失眠健忘、眩晕耳鸣等症。食用时可以采用蒸、煮、红烧等多种方法。

猪心。性平,味甘、咸。具有安神定惊、养心补血、镇静补气等功效,适用于心气两虚和心血失养所导致的失眠、健忘、心悸、怔忪、注意力不集中、神志恍惚、自汗等症。食用方法以煮食居多。

火鸡。是色氨酸的主要来源,经常食用,可促进睡眠。

鸡蛋。性平,味甘,无毒。具有滋阴润燥、养血安神等功效,适用于阴血不足所导致的失眠、健忘、心烦等症。

鸽蛋。性平,味甘、咸。具有补肾益气、解毒等功效,适用于失眠、肾虚、气虚、疲乏无力、心悸、头晕、腰膝酸软等症,可煮食或加冰糖炖熟服用。

牛奶。性平,味甘。含有镇静作用的色氨酸、吗啡样活性肽和钙,具有补虚赢、益肺气、润皮肤、解毒热、润肠通便等功效。睡觉前饮用加入适量白糖的牛奶,催眠效果极佳。

蜂蜜。具有补中益气、安五脏、解百毒等功效,对失眠者疗效显著,宜在每晚临睡前将蜂蜜用温开水冲调饮用。

蔬菜类

莴苣。性凉,味苦。具有利五脏、通经脉、开胸膈、坚筋骨、明耳目、利小便等功效。其乳白色汁液味道清新,稍带苦味,具有安神镇静的作用,而且没有毒性,最适宜失眠者。食用时,把莴苣带皮切片煮熟喝汤,睡前服用,催眠功效显著。

鲜藕。味甘,无毒。含有大量糖类及丰富的钙、磷、铁、多种维生素,可治血虚型失眠症。食用时,取鲜藕以小火煨烂,切片后加适量蜂蜜,可随时食用,有除烦、安神、催眠的功效。

洋葱。味辛,性温,无毒。能提高人体吸收 B 族维生素的能力,促进新陈代谢,消除疲劳,安神助眠效果极佳。有清热解毒、化瘀通络、健脾和胃、温中散寒、行气消食的功效。

南瓜。味甘,性温,无毒。具有补中益气、宽肠通便等功效。常食可促进睡眠、轻身健体、美容养颜。

芹菜。味甘,性平,无毒。具有止血、补气、养精、滋阴等功效。含有的芹菜苷对神经衰弱、动脉硬化引起的失眠症有较好的疗效。

茼蒿。味甘、辛,性平,无毒。可养脾胃,定心神。可治疗失眠多梦、心悸烦躁、痰热咳嗽、脾胃不和等症。

黄花菜。鲜品有微毒;干品味甘,性微寒,无毒。具有调节神经、通气、利肠胃等功效。失眠者可以煮汤饮用，也可以与其他菜同炒后食用。

海产品类

海参。性平，味咸。具有补肾益精、养血润燥等功效，适用于心虚体弱、神经衰弱、精血亏损、肠燥便秘等症。失眠症患者经常食用海参，有一定疗效。

牡蛎。性凉，味甘、咸。具有滋阴养血的功效，适用于烦热失眠、热病伤津、消渴等症。由于牡蛎肉含锌量较高，所以失眠者食用也可以改善症状。

水果类

荔枝。性温，味甘、酸。具有养肝益心、填精髓、止烦渴、益脾胃、解毒止泻、健脑益智等功效，适用于失眠、身体虚弱、病后津液不足等病症，是失眠者食用的佳品。每天早晚各吃荔枝干15克，可以治疗健忘、失眠等症。

香蕉。味甘、涩，性寒，无毒。有清热润肺、润肠通便的功效。富含可让肌肉松弛的镁元素，而且含糖量高，可平稳血清素和褪黑素，促进睡眠，提高睡眠质量。

苹果。性平，味甘、酸。含有果胶、苹果酸、蛋白质、维生素C，以及多种微量元素。芳香成分中醇类含92%，其浓郁的香味，对人的神经有很强的镇静作用，能催人入睡。苹果具有生津润肺、补脑养血、安眠养神、解暑除烦、开胃消食、醒酒等功效。

乌梅。味酸，性温，干涩，无毒。有安神、下气、除热等功效。适用于失眠、伤寒烦热、口干少液、痰咳不止等症。

桂圆。性平,味甘。含有丰富的铁、维生素 A、B 族维生素、葡萄糖、蔗糖等,具有开胃益肠、补益心脾、养血安神、壮阳益气、补虚长智等功效,适用于思虑过度及心脾血虚引起的失眠健忘、神经衰弱、心悸怔忪、食少体倦、脾虚气弱、气血不足、贫血等症。

葡萄。味甘、涩,性平,无毒。具有健脑、强心、开胃、益气、增力、除湿等功效。适用于失眠、神经衰弱等症,酿酒饮用疗效也非常好。

干果类

大枣。性微温,味甘。含有糖类、蛋白质、维生素 C、有机酸、钙、磷、铁等,具有养胃健脾、益血壮身、益气生津等功效,适用于失眠多梦、胃虚食少、脾弱溏便、气血津液不足、心悸怔忪等症。每晚用适量大枣加水煮食,有助于睡眠。

莲子。莲肉味涩,性平;莲心味苦,性寒,均有养生安神之功效。莲子含有莲子碱、芳香苷等起镇静作用的成分,可促进胰腺分泌胰岛素,使人快速入睡。心烦、梦多而失眠者,则可用莲子心加盐或糖少许,用水煎,每晚睡前服。

核桃。性温,味甘。具有补肾固精、温肺定喘、润肠等功效,适用于失眠、健忘、多梦、神经衰弱、食欲不振、肾虚喘咳、腰痛脚软、小便频繁、大便燥结等症。每日早晚各吃些核桃仁,有利于睡眠。

葵花籽。性平,味甘。富含蛋白质、糖类、多种维生素、氨基酸、亚油酸及不饱和脂肪酸等,可以调节脑细胞的新陈代谢,改善脑细胞抑制功能。适用于脾胃虚弱引起的失眠多梦、气短乏力等症。睡前若吃一些葵花籽,可以促进消化液的分泌,有利于消食化滞、镇静安神,从而促进睡眠。

花生。花生仁味甘,性平,无毒;花生衣(红衣)味甘、涩,性平,无毒。有润肺、和胃、补脾、通乳、降压、通便之功效。适用于失眠多梦、便秘、燥咳、反胃、水肿等症。

杏仁。味酸、甘,性热,有小毒。既含有色氨酸,又含有适量的肌肉松弛剂——镁。有润肺定喘、生津止渴、祛风止痛的功效。适用于失眠多梦、风虚头痛等症。

酸枣仁。性平、微温,味酸、甘,无毒。失眠者可以在每晚临睡前,用酸枣仁煮汤或泡茶喝,还可以用酸枣仁汤煮小米粥喝,进而增加催眠效果。

芝麻。味甘,性平,无毒。具有补五内、益气力、填脑髓等功效,适用于失眠、健忘、肝肾不足、须发早白等症。另外,芝麻也是一种抗衰老食物,神经衰弱者宜常吃。

调味品类

米醋。性温,味酸、苦。具有开胃、养肝、散瘀、止血、止痛、解毒、催眠等功效。经常吃醋能消除疲劳,因为醋中含有丰富的有机酸,可以促进糖类的代谢,并使肌肉中使人疲劳的物质乳酸和丙酮酸等被分解,从而消除疲劳。因劳累而夜晚失眠者,可用一匙醋兑入温开水中慢服,有助于入睡。

糖。白糖性平,味甘,具有润肺生津、和中益脾的功效;红糖性温,味甘,具有益气、缓中、化食、醒脾、止痛、活血、散寒等功效。如果因烦躁发怒而引起难以入睡,可饮一杯糖水,有利于大脑皮质的抑制从而容易入睡。

滋补品类

茯苓。味甘,性平,无毒。具有益气补虚、宁心安神、利水渗湿等功效。适用于健忘、嗜睡、惊悸失眠等症。

灵芝。味甘,微苦,微温。具有益气、养心、安神、止咳、平喘等功效。适用于心气虚或气血不足所导致的失眠、心悸、健忘等症。

柏子仁。性平,味甘。具有养心安神、润肠通便等功效。是一种理想的滋养食品,凡神经衰弱者均宜食用。适用于惊悸、失眠、盗汗、便秘、遗精等症。

枸杞子。性温,味平,无毒。具有补髓、安神、养血、滋阴壮阳、益智、强筋骨、润肤驻颜等功效。适用于失眠、神经衰弱、头晕眼花、精神恍惚、心悸、健忘等症。

健忘症患者的饮食原则

(1)多摄取 B 族维生素。包括维生素 B_1、B_2、B_6,B 族维生素在维持记忆力上扮演一个重要的角色,尤其是胆碱及 B 族维生素。维生素 C 及维生素 E 也有助于改善脑部功能。

(2)多食含矿物质和氨基酸的食物。补充矿物质和氨基酸也非常重要,包括钙、铜、碘、铁、镁、锰、钾、锌,当然还包括卵磷脂、叶酸、烟酸、核酸等有助于改善大脑功能及血液循环的物质。

(3)多食鱼类食品。鱼肉脂肪中含有对神经系统具有保护作用的 $\Omega-3$ 脂肪酸,有助于健脑,如三文鱼、沙丁鱼、青鱼等。尤其是老年人,多吃鱼可防止患阿尔茨海默病。年轻人常吃鱼可有助于加强神经细胞的活力,从而提高学习和记忆能力。

(4)忌食过咸、煎炸类、长时间曝晒于阳光下的食物,以及精制的甜食、糖类、乳制品等。

（5）忌喝浓茶、浓咖啡、可可等。

健忘症患者日常宜吃哪些食物

桂圆。性平，味甘。含有丰富的铁、维生素 A、B 族维生素、葡萄糖、蔗糖等，具有开胃益肠、补益心脾、养血安神、壮阳益气、补虚长智等功效，适用于健忘、心悸、神经衰弱、失眠等症。

银耳。味甘，性平，无毒。具有益心健脑、补肾强精、止血活血、润肠通便等功效。适用于健忘、体虚羸弱、神经衰弱等症。

核桃仁。味甘，性平、温，无毒。具有补气养血、润燥化痰、温肺润肠、治虚散寒等功效。含有丰富的不饱和脂肪酸、蛋白质、维生素等成分，可延缓脑细胞的衰老进程，提高思维能力。每天生吃几个核桃，可增强记忆力，消除疲劳。

海带。味咸，性寒，无毒。具有降压、利尿、消肿、调理肠道功能、帮助消化、防止便秘等功效。含有丰富的亚油酸、卵磷脂等营养成分，有健脑的功能。

黄豆。味甘，性平，无毒。有宽中下气、调养大肠、消除肿毒等功效。所含的谷酰胺是大脑必需的蛋白质，有增强记忆力、延缓脑细胞衰老的作用。

沙丁鱼。含有的牛黄素是大脑必需的蛋白质，有增强记忆力、延缓脑细胞衰老的作用，适合健忘者食用。

芝麻。味甘，性平，无毒。具有补肝肾、润五脏、补气生血、光洁肌肤等功效。适用于健忘失眠、肝肾不足、须发早白等症。

南瓜。味甘,性平,具有清心醒脑的功效,可治疗头晕、心烦、口渴等阴虚火旺病症。神经衰弱、记忆力减退者,每日食用1次,可以调节大脑功能。

葵花籽。性平,味甘。具有滋润皮肤、增强记忆力、使思维敏捷等功效。常食葵花籽还可以防止贫血,治疗失眠及神经衰弱的作用。

胡萝卜。根、茎味甘、辛,性微温,无毒。根、茎有补中下气、利肠胃、安五脏、增强食欲等功效。经常食用可以明目、养颜、排毒。富含蛋白质、氨基酸、糖、维生素B2、钙、磷、铜、镁等营养成分,也是强身健脑的佳品。

猴头菇。味甘,性平,无毒。具有暖脾和胃、补肾填髓等功效。适用于神经衰弱、健忘等症。经常食用猴头菇,有利于血液循环,可延缓衰老,能降低血胆固醇含量,提高机体免疫力。

鸡蛋。性平,味甘,无毒。具有滋阴润燥、养血安神等功效,适用于阴血不足所导致的健忘、失眠、心烦等症。

蓝莓。味甘,性平,无毒。具有防止脑神经老化、增强机体免疫力、强心、抗癌、软化血管等功效。尤其对健忘者有很好的营养保健作用。

豆腐。味甘、咸,性寒。具有益气和中、生津润燥、清热解毒等功效。豆腐中所含的优质蛋白质及人体所需的多种氨基酸,有助于增强脑血管的功能。另外,所含的卵磷脂、丰富的维生素及其他矿物质,也对脑力工作者非常有益。

小米。味咸,性微寒,无毒。具有消胃火、安心神、养肾气、除烦闷、利小肠等功效。适用于健忘、失眠等症。

失眠症患者日常饮食调养方案

适宜失眠症患者的家庭调养食谱

调养菜谱

◉ 清蒸猪脑

用料：新鲜猪脑 1 个，香菇、精盐、鸡汤、葱花、鸡精各适量。

制法：用竹签将猪脑膜、小血管除去，洗净备用；香菇泡发后洗净，切成丁。把鸡汤倒入大碗内，加入精盐、鸡精拌匀，再加入猪脑、香菇丁和葱花，上笼蒸 15 分钟即可。

功效：益肾、填髓、健脑、补肝、明目，适用于肝肾亏虚、气血不足所导致的健忘、眩晕、神经衰弱、头痛、眩晕等病症。

◉ 猪脊骨炖藕

用料：猪脊骨 1 具，鲜藕 250 克，精盐、葱段、生姜片、黄酒、鸡精各适量。

制法：把猪脊骨洗净、剁碎，放入沸水锅中焯一下，捞出。

鲜藕去节和表皮,洗净,切片。锅置火上,放入猪脊骨,加适量水,用大火煮沸,撇掉浮沫,加入精盐、葱段、生姜片、黄酒,再用小火炖到肉脱骨,捞出猪脊骨,去掉肉,捅出脊髓。把脊髓、藕片放在汤中炖熟,拣去葱段、生姜片,加入鸡精,即可食用。

功效:益肾填髓、健脑强身、补充钙质,适用于失眠、健忘、老年性痴呆、骨质疏松、神经衰弱等症。

◈ 泡椒炒猪心

用料:猪心500克,植物油30克,泡椒20克,莴笋60克,姜、大葱、盐、鸡精、料酒、香油各适量。

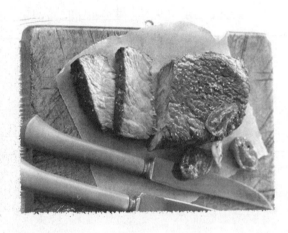

制法:把猪心切成两半,去筋膜,洗净,切成薄片。泡椒去蒂、去子,洗净。莴笋切成薄片。锅置火上,加入植物油,烧至五成热,倒入猪心片,爆炒至七成熟,捞出滤油。锅中留少许油,倒入泡椒、姜末、葱末爆香,再放入猪心片、鸡精、盐、料酒、莴笋翻炒,最后淋上香油即可。

功效:补心强神,适用于失眠、心虚多汗、自汗、惊悸、恍惚、怔忪等症。

◈ 爆心片

用料:猪心300克,植物油75克,鸡蛋清40克,玉兰片50克,香菇50克,豌豆、葱、蒜、姜、淀粉、鸡精、盐、鲜汤各适量。

制法:葱、蒜、姜均切成末,放在碗内,用盐、鸡精、鲜汤兑成汁。把猪心切成两半，去筋膜，洗净，切成薄片，放入碗内，加入蛋清、淀粉、盐少许，用手抓匀。将香菇、玉兰片均切片，同豌豆放在一起。锅置旺火上，加植物油，烧至七成热时下入猪心，用勺拨散，见猪心发亮时捞出，滗去余油。锅内留少许油，将香菇片、玉兰片、豌豆下锅，放入兑好的汁，翻炒几下，再将猪心下锅，至汤汁沸腾时，勾少量芡，翻炒几下即可。

功效：养心、强神、补血、温中，适用于心虚多汗、自汗、惊悸、恍惚、怔忪等症。

◈ 玫瑰花烤羊心

用料：鲜玫瑰花 50 克，羊心 50 克，精盐适量。

制法：将鲜玫瑰花放入小锅，加入精盐和水，煮 10 分钟，待冷却后备用。将羊心洗净，切成小块，穿在烤签上，边烤边蘸玫瑰花盐水，反复在明火上炙烤，烤熟即可食用。宜热食，可边烤边食。

功效：补心安神，适用于心血亏虚所导致的惊悸、失眠，以及抑郁等症。

◈ 蛤蜊黄鱼羹

用料：大黄鱼 100 克，蛤蜊 200 克，鸡蛋 65 克，火腿 10 克，高汤 300 毫升，淀粉 20 克，花生油 60 毫升，小葱、料酒、精盐、鸡精各适量。

制法：黄鱼肉洗净，切成方丁；蛤蜊放入沸水锅中煮开壳，去壳取肉；鸡蛋打入碗中，用筷子搅散备用；火腿切末。炒锅置旺火上，加花生油 40 毫升烧热，下葱末爆香，放入黄鱼丁煸炒，再加高汤、料酒、精盐、鸡精烧沸，待鱼肉熟后下湿淀粉推匀,再淋入鸡蛋液,边淋边用勺推动呈丝状,加入剩余花生油略推,盛出装大汤盘内。锅内留少许卤汁,放入蛤蜊肉,略煮后搅开,盛出浇在鱼羹面上,撒上火腿末即可。

功效:补虚养身、清脑明目、养血安神。适用于身体羸弱、失眠、贫血等症。

◉ **海鲜羊排煲**

用料:羊排300克,清汤500毫升,蛤蜊250克,火腿50克,口蘑30克,粉丝30克,虾仁20克,大葱、盐、鸡精、料酒、胡椒粉、植物油各适量。

制法:先将羊排剁成半寸大小的块,放入清汤内煮熟。蛤蜊煮熟,取肉留汤。火腿、口蘑切成片。锅内加油烧热,煸入葱花、料酒,加入排骨汤、蛤蜊汤及其他用料,用慢火炖至汤变成白色时,加入上述调料调味即可。

功效:补脏腑、壮元阳,适用于肾阳不足所导致的失眠多梦、腰膝酸软、阳痿遗精等症。

◆ **桂圆纸包鸡**

用料:植物油1500毫升,玻璃纸数张,桂圆肉20克,核桃肉100克,嫩鸡肉400克,鸡蛋2个,香菜100克,火腿、精盐、白糖、鸡精、淀粉、芝麻油、葱、姜、胡椒粉各适量。

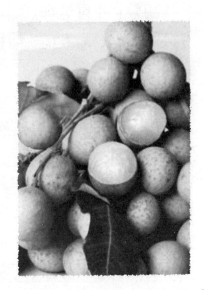

制法:先将核桃肉用开水浸泡,去皮,下入油锅炸熟,切成粒。将桂圆肉用温水洗净,切成粒备

用。鸡肉洗净,去皮,切成厚片,用精盐、白糖、鸡精、胡椒粉调拌腌渍。淀粉加水调匀,与鸡蛋清调成糊。葱、姜洗净,切成末。将火腿切成小片,备用。将玻璃纸放在案板上,腌渍后的鸡肉片在鸡蛋糊内挂上浆,摆在玻璃纸上,放少许香菜、葱末、姜末、火腿,再将核桃肉、桂圆肉分成若干等份,每份放在一片鸡肉片上,折成长方形纸包。锅置火上,倒入植物油,烧至六成热,放入纸包炸熟,捞出装盘即可食用。

功效:补心脾、安神志、益精血,适用于精血不足引起的失眠、眩晕、健忘、心悸、神经衰弱、脑力衰退等症。

◈ 桂圆炖母鸡

用料:母鸡 1 只,桂圆肉 25 克,大葱、姜、料酒、盐各适量。

制法:先将母鸡去毛、内脏,洗净,放入沸水中氽一下,捞出备用。大葱洗净,切段。将鸡、桂圆肉、葱、姜、料酒及适量清水放入锅内,用大火烧沸,再改用小火炖至鸡肉烂熟,最后加入盐调味即可食用。

功效:开胃健脾、祛除邪气、健脑益智、强身健体、延年益寿,适用于失眠、健忘、精神不振、心悸怔忡等症。

◈ 黑芝麻制鸡

用料:鸡 1 只,黑芝麻 100 克,桂圆肉 80 克,姜汁、精盐、绍酒各适量。

制法:将鸡洗净,用姜汁搽匀鸡腹内,再把洗净的黑芝麻和桂圆肉塞入鸡腹内。将鸡放入盆内,加入绍酒及清水,使水完全没过鸡,隔水炖 3 小时,放入精盐调味即可。

功效:滋阴补血、乌发健脾,适用于心肾虚弱、失眠、腰腿酸软、白发早生、食欲不佳等症。

◈ 银耳汆鸡片

用料：水发银耳 30 克，鸡胸脯肉 120 克，鸡蛋 2 个，鸡汤、料酒、水淀粉、精盐各适量。

制法：将水发银耳洗净，撕成小块待用。把鸡胸脯肉切成柳叶形薄片，放入凉水中泡一下捞出，用鸡蛋清上浆。将鸡汤入锅烧开，加入料酒，调好味再将银耳放入锅中，煮沸 10 分钟，把鸡片逐片下锅，加湿淀粉勾芡后，随即倒入汤碗内，即可食用。

功效：生津润燥、补虚滋阴。适用于失眠、健忘、神经衰弱等症。

◈ 香炸核桃鸡片

用料：鸡肉 500 克，核桃 300 克，西芹 50 克，鸡蛋 60 克，植物油 500 毫升，姜、白酒、淀粉、盐各适量。

制法：先将姜洗净，去皮，剁成姜末。鸡肉洗净，切成薄片，放在碗中，加入白酒、姜末、盐，和匀后，腌渍 1 小时。将西芹带叶切成段。把核桃肉切成小块。把鸡蛋打入碗中，去掉蛋黄，将鸡蛋清打散，放入淀粉，搅匀成蛋糊，涂在鸡肉片及核桃肉上。锅置火上，加油烧热，放入鸡肉片、核桃肉炸至呈金黄色后捞出，沥干油，放盘中，盘边以西芹段点缀即可。

功效：健脑益智、强筋壮骨、活血通络、补肾固精、温肺定喘、补虚健胃、润肠通便，适用于健忘、失眠、虚劳瘦弱、神经衰弱、中虚食少、头晕心悸、耳聋耳鸣等症。

◈ **鸡腿菇咸肉**

用料：鸡腿菇、咸猪肉各 100 克，姜片、葱段各 10 克，植物油、精盐、鸡精、白糖、蚝油、酱油、麻油、湿淀粉各适量。

制法：先将鸡腿菇洗净切片，咸猪肉洗净切成厚片；姜切片、葱切段。锅置火上，注油烧热，放入鸡腿菇，加入精盐炒熟至香味浓郁，出锅待用。锅内加入少许油，倒入姜片、咸猪肉煸炒至出香味时，放入鸡精、白糖，投入鸡腿菇、葱段，翻炒数次，用湿淀粉勾芡，淋入蚝油、麻油即成。

功效：健脾益胃、养心安神、化瘀散结、调节血糖，适用于失眠、神经衰弱、痔疮、糖尿病等病症。

◈ **枣圆蒸鸭**

用料：净鸭 1 只，红枣 50 克，桂圆肉 25 克，莲子 25 克，油菜 10 棵，料酒、精盐、鸡精、白糖、葱、姜、胡椒粉各适量。

制法：将鸭肉洗净，红枣去核，桂圆肉洗净。将莲子发好，去皮去心，煮熟。葱切段，姜切片。锅置火上，加入清水和以上用料，并用料酒、精盐、鸡精、白糖、胡椒粉调味。大火煮沸后，改用小火炖至烂熟。将鸭肉捞出，放入砂锅内，将原汤过滤，倒入砂锅内。把桂圆肉、红枣及莲子放到鸭肉周围，上笼蒸至酥烂，取出装盆。将油菜放入鸡汤中，加入精盐、鸡精，在火上烧至入味后，围在鸭肉周围即可。

功效：安神、补血、益气，适用于失眠、气虚水肿、食欲不振、贫血、乏力、体质虚弱等症。

◈ **卤水乳鸽**

用料：鸽肉 500 克，八角 25 克，桂皮 15 克，甘草 25 克，草果 20 克,大曲酒 10 毫升,香油、酱油、精盐各适量。

制法:将鸽肉洗净备用。把八角、桂皮、甘草、草果倒入砂锅内,加水 3 碗,用文火熬 2 小时,然后加入酱油、大曲酒、精盐调味,制成卤水。将卤水内各种香料的渣滓过滤掉,把乳鸽浸入卤汁内,用大火烧至沸腾,改用小火炖 20 分钟,捞出乳鸽,沥干水分,在乳鸽身上涂上香油,切成小块即可。

功效:滋肾益气、祛风解毒、补阳生血、健脾开胃,适用于记忆力减退、老年性痴呆、虚羸、消渴、中气不足、疲乏无力等症。

◈ 炖酒香鱼头

用料:鲢鱼头 500 克,香菇(鲜)50 克,冬笋 50 克,白酒 60 毫升,植物油 50 克,高汤 750 毫升,葱段、姜丝、蒜片、料酒、精盐、鸡精、醋各适量。

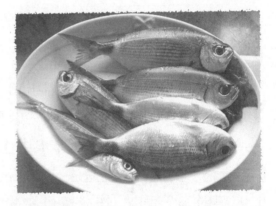

制法:鲢鱼头一劈两半;冬菇片成两半;鲜冬笋切成条。锅置于中火上,放入植物油烧热后,将鱼头两面煎透,加入醋和 20 毫升白酒,倒入高汤,加入葱段、姜丝、蒜片、精盐、鸡精调好味,再加入 20 毫升白酒,盖上锅盖,烧开炖至奶白色后,放入冬菇片、冬笋条和剩下的白酒,烧开即可。

功效:暖胃、益脑髓、延缓衰老、预防记忆力下降等。适用于头晕、健忘等症。

◈ **桃仁牛排**

用料：牛里脊肉 250 克，核桃 250 克，鸡蛋黄 100 克，花生油 500 毫升，小麦面粉 10 克，精盐、鸡精、料酒、胡椒粉各适量。

制法：将核桃仁放入开水中泡后捞出，剥去皮，洗净，沥去水分，剁成细末。将牛里脊肉洗净，切成 3 块，用刀背砸成饼状，在上面撒上料酒、胡椒粉、鸡精、精盐，用手拍几下，然后分别蘸上面粉、鸡蛋黄、核桃仁细末拍牢待用。锅置火上，放入花生油烧热，逐块下入牛排，炸至呈金黄色时，捞出沥油，切成长条块，码入盘中即成。

功效：补虚养身、滋阴润肺、益智健脑等。适用于健忘等症。

◈ **龙眼烧鹅**

用料：鹅肉 750 克，龙眼肉 50 克，土豆 150 克，肉汤 1500 毫升，姜、葱、料酒、酱油、胡椒粉、糖各适量。

制法：先将鹅肉放入沸水中氽去血水，切成 4 厘米见方的块；葱、姜洗净；土豆去皮，切成块。锅置火上，注油烧至七成热时，下鹅肉，炸成黄色捞起，再下土豆炸 3 分钟捞起。原锅留少许油，烧热后下入姜、葱爆香，加适量清水，加料酒、酱油、胡椒粉、糖、鹅肉块，大火烧开后，小火煨至鹅肉六成熟时，放龙眼肉、土豆块同烧至肉烂，拣出姜、葱，收汁即可。

功效：益气养阴、补心安神。适用于阴虚所致的体虚消瘦、心悸、失眠、健忘等症。

◈ **核桃鱼托**

用料：鱼肉 200 克，馒头 200 克，核桃肉 100 克，香菜 15

克,干淀粉15克,细盐3克,植物油500毫升,3个鸡蛋的蛋清,黄酒15毫升,鸡精、葱姜末各适量。

制法:鱼肉去皮去骨,剁成细末,加盐、鸡蛋清、黄酒、鸡精、葱姜末、干淀粉,拌成鱼馅。将核桃肉加沸水泡5分钟后取出,用竹签刮去其外皮,沥干水分,放入温油锅中炸熟。用刀将馒头切成3厘米长、3厘米宽、0.5厘米厚的片,在每片上面抹一层鱼馅,再放适量核桃肉、适量香菜,制成鱼托。锅内放植物油,烧至五成热时,将鱼托放入锅内,用筷子不断地翻动,炸至鱼托呈金黄色后捞出。

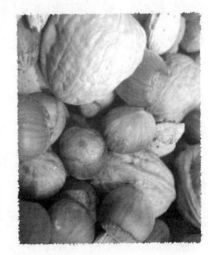

功效:补肾益智,适用于健忘、失眠等症。

◈ **家常炖黄花鱼**

用料:黄花鱼650克,猪肉50克,植物油50毫升,高汤750毫升,香菜、精盐、料酒、酱油、鸡精、葱、姜、蒜各适量。

制法:将黄花鱼刮鳞,除去内脏,清洗干净,在鱼的两面划出间距为2厘米的平行刀纹。猪肉切成约5厘米长的细丝。葱切段,姜切丝,蒜切片。锅置旺火上,加入植物油,烧至八成热,放入黄花鱼炸至浅黄色捞出。锅内留少许油,放入猪肉丝、葱段、姜丝、蒜片煸炒,放入料酒、酱油,倒入高汤,放入炸过的黄花鱼和精盐,烧沸后撇净浮沫。用中火炖至调料入味,放入鸡精和香菜段即可。

功效:健脾开胃、安神止痢、益气填精,适用于失眠、贫血、体质虚弱、中老年健忘等症。

◈ 清蒸黄花鱼

用料：黄花鱼 500 克，料酒、盐、大葱、姜各适量。

制法：葱、姜洗净，切丝。鱼去掉内脏洗净，在鱼身两侧斜划数刀，涂上料酒、精盐，在鱼腹中放入葱丝、姜丝，摆入盘中，上面再撒上葱丝、姜丝，上笼蒸 8~10 分钟即可。

功效：健脾开胃、安神止痢、益气填精，适用于失眠、贫血、体质虚弱、中老年健忘等症。

◈ 炸芝麻黄鱼排

用料：大黄鱼 500 克，芝麻 50 克，鸡蛋 50 克，植物油 500 毫升，淀粉 40 克，料酒、盐、鸡精、葱末、姜末、白糖各适量。

制法：黄鱼去鳞、鳃、内脏，洗净，用刀剁去鱼头，鱼身剖成两片，剔去鱼骨，剥去外皮，去掉鱼刺，将每片鱼肉切成两条长片，放在碗中，加鸡精、料酒、盐、白糖、葱末、姜末拌匀，腌渍入味。鸡蛋打入碗中，加淀粉调成蛋糊。锅内注油烧至五六成热，把鱼片挂上蛋糊，两面沾匀芝麻，放在锅内炸至鱼皮变脆，鱼肉已熟，捞出，切成 1.5 厘米宽的长条，装盘即可。

功效：健脾开胃、安神止痢、益气填精，适用于贫血、体质虚弱、中老年健忘等症。

◈ 白醋鸡蛋

用料：白醋 1.5 克，鸡蛋 1 个。

制法：将鸡蛋打入碗中，再倒入白醋，并将碗置于笼屉上，以小火蒸熟即可。也可加少量蜂蜜调味。每日早晨趁热服食,连服半个月以上。

功效:养心安神,适用于心气两虚、心血不足引起的心悸、失眠等症。

◈ **桂圆肉蒸蛋**

用料:鸡蛋 200 克,桂圆肉 15 克,白糖适量。

制法:将桂圆肉洗净,放入锅中,加入少许水煮开,取出桂圆晾凉、切碎。把鸡蛋打入碗中,加适量清水、糖及切碎的桂圆肉,搅匀。将碗置于笼屉上,用大火蒸约 10 分钟,即可食用。

功效:滋阴润燥、养血安神,适用于阴血不足所导致的失眠、健忘、心烦等症。

◈ **莲子鸡蛋**

用料:莲子 150 克,鸡蛋 2 个,冰糖适量。

制法:先将鸡蛋煮熟、去壳。将莲子用热水浸泡、去皮、心,锅置火上,加水煮熟,再加入冰糖、鸡蛋,继续煮 10 分钟即可食用。

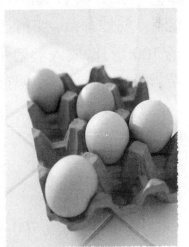

功效:养心、益肾、安神,适用于心肾不交所导致的失眠、心悸、脾虚泄泻等症。

◈ **家常炖蛋**

用料:鸡蛋 100 克,鲜汤、植物油、料酒、盐、鸡精、胡椒粉、大葱各适量。

制法：将鸡蛋磕入碗内，用筷子搅匀，加入鲜汤、盐、料酒、鸡精、胡椒粉、葱花、植物油搅匀。锅置火上，注水烧沸后，放入装有鸡蛋液的碗，用小火炖片刻，待蛋液表面凝固变色即可。

功效：滋阴润燥、养血安神，适用于阴血不足所导致的失眠、健忘、心烦等症。

◈ 蒜苗鹌鹑蛋

用料：蒜苗150克，鹌鹑蛋16个，香肠50克，植物油25毫升，香油、精盐、鸡精、水淀粉各适量。

制法：鹌鹑蛋放入冷水锅中煮熟，捞出后浸入冷水冷却，去壳。把香肠切成指甲大小的小片。锅置火上，注入植物油烧热，煸炒蒜苗，加精盐和鸡精，熟后即装盘。原锅中下入鲜汤100毫升，放入鹌鹑蛋及香肠，加少许精盐和鸡精，烧沸，勾芡，淋入香油，出锅放在绿叶菜中间即可。

功效：提神健脑、增进食欲、杀菌止泻，适用于健忘、失眠、神经衰弱等症。

◈ 盐水虎皮蛋

用料：鹌鹑蛋700克，香菜末、精盐、鸡精、白酒、葱段、姜末、蒜泥各适量。

制法：先将鹌鹑蛋洗干净，放入锅中，加入适量清水，改用小火煮至熟透捞出，在冷水中剥去外壳，在蛋体上用牙签戳几下，便于入味。在碗中加入适量凉开水，再加入精盐、鸡精、白酒、葱、姜，搅拌均匀，放入剥好的鹌鹑蛋，浸泡一天，捞出后晾干。将锅置火上，注油烧至八成热时，放入鹌鹑蛋，炸至其外皮呈金黄色时捞出,沥干油。原锅内留少许底油,下蒜泥煸香,倒入鹌鹑蛋炒匀后出锅,撒上香菜末即可食用。

功效:补气益血、祛风除湿、强筋壮骨,适用于失眠、神经衰弱、心脏病、肺病、哮喘等症。

◈ 凉拌黄花菜

用料:黄花菜(干)500克,葱段、精盐、香油、辣椒油各适量。

制法:将黄花菜洗净后,放入沸水锅中稍焯一会儿,捞出,挤干水分,装入碗中,加小葱段、香油、精盐、辣椒油拌匀即可。

功效:止血消炎、清热利湿、消食明目、宁心安神等。适用于大便带血、小便不通、失眠等症。

◈ 金钩豇豆

用料:嫩豇豆500克,海米50克,植物油500毫升,精盐、鸡精、白糖、胡椒粉、香油、高汤、黄酒各适量。

制法:先将豇豆择洗干净,沥干水分后,斜刀切段。海米放入碗里,加入高汤、黄酒,浸泡片刻,捞出后剁碎。锅置旺火上,注油烧至七成热,下入豇豆,炸至豆皮出褶时,捞出沥油。锅内留少许底油,下入豇豆、海米,加入精盐、鸡精、白糖、胡椒粉,淋入香油,颠翻均匀后即可食用。

功效:健脾补肾、祛痰抗癌,适用于肾虚引起的失眠、健忘、阳痿、遗精、脾胃虚弱,以及脑卒中(中风)引起的半身不遂、筋骨疼痛、神经衰弱等症。

◉ **生菜沙拉**

用料：生菜 200 克，番茄 150 克，小玉米、小胡萝卜各100 克，秋葵 50 克，黑橄榄 5 个，全麦面包丁、杏仁片、洋葱圈、沙拉酱、精盐各适量。

制法：将以上蔬菜分别洗净，沥干水分，切好备用。将秋葵、小玉米放入开水锅中汆烫，待快熟时捞起过凉水，沥干水分备用。在碗内先放入生菜，再依次放入番茄片、秋葵、小玉米、小胡萝卜、洋葱圈，再淋上沙拉酱，撒上全麦面包丁、杏仁片、黑橄榄、精盐，即可食用。

功效：清热提神、镇痛消炎，适用于失眠、神经衰弱等症。

◉ **炒鲜菇**

用料：鲜蘑菇 100 克，水发香菇 100 克，酱油、白糖、鸡精、湿淀粉、植物油、鲜汤、料酒、姜末、麻油各适量。

制法：将水发香菇去蒂洗净，切成薄片；鲜蘑菇洗净切片。炒锅置火上，加少许植物油烧热，将香菇片、蘑菇片煸炒几下，加入酱油、白糖、姜末、料酒继续煸炒，使之入味。在锅中加鲜汤烧开，放入鸡精，用湿淀粉勾芡，淋上麻油即可。

功效：益智健脑、养血安神、润肠通便、抗菌消炎、降低血糖、增强抵抗力，适用于健忘、失眠、神经衰弱等症。

◉ **核桃仁油菜**

用料：油菜 250 克，核桃仁 50 克，植物油、酱油、白糖、香油、精盐、鸡精、淀粉、大葱、姜、大蒜各适量。

制法：将油菜洗净，在根部划上十字花刀；核桃仁拍成碎末；葱、姜、蒜切末；淀粉放入碗内加水调成湿淀粉。炒锅置火上，注油烧至八成热时，放入葱姜末炝锅，再放入油菜炒熟，加精盐炒匀后码入盘中。原锅重置火上，注油烧热，下入蒜末爆香，加酱油、白糖、精盐、少许水烧开，用水淀粉勾薄芡，倒在油菜上，淋入香油，撒上核桃仁即可。

功效：益智健脑、宽肠通便、强身健体。适用于身虚体弱、便秘、健忘等症。

◈ **糖醋素排骨**

用料：藕 200 克，生面筋 150 克，醋 10 毫升，酱油、葱花、生姜末、蒜泥、干淀粉、湿淀粉、麻油、鲜汤、植物油、白糖、精盐、鸡精、黄酒、红曲米各适量。

制法：藕去皮洗净，切成长 5 厘米、宽 2 厘米、厚 0.5 厘米的块。面筋用水反复揉洗干净，添加少许精盐、红曲米、水，揉匀，使之呈肉红色，切成手指长的条。在藕块上裹干淀粉，分别绕上面筋条，制成素排骨。

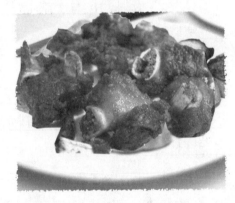

锅置火上，注油烧至六成热，放入素排骨炸至红褐色，捞出后沥干油。锅留少许底油，烧至五成热时，放入葱花、生姜末、蒜泥，爆香，加入醋，依次加入黄酒、酱油、鲜汤、白糖、鸡精、精盐，烧沸后撇掉浮沫，用湿淀粉勾芡，倒进炸好的素排骨，淋入麻油，颠翻均匀即可。

功效：健脾消食、益血止泻，适用于失眠、健忘、贫血、慢性胃炎、疲劳综合征等症。

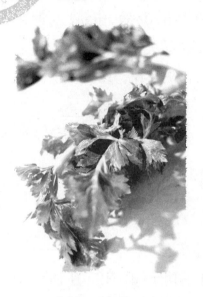

◈ 糖拌三丁

用料：鲜核桃仁、鲜莲子各 100 克，藕 400 克，蛋糕、白糖各适量。

制法：藕去皮洗净，切成 1 厘米见方的小丁。莲子去皮抽心，放在沸水里略烫一下即捞出。鲜核桃仁放在水里略煮，捞出去皮。蛋糕切成丁。将藕丁、莲子、核桃仁、白糖倒入碗中，拌匀后放在盘里，撒上蛋糕丁即可。

功效：健脾止泻、益心补肾，适用于失眠、眩晕、慢性肠炎、腰腿痛等症。

◈ 煸炒茼蒿

用料：茼蒿 500 克，植物油 50 毫升，白糖、盐、鸡精、香油各适量。

制法：用水将茼蒿清洗干净，沥干水分。炒锅置大火上，倒入植物油，烧至油冒烟时，倒入茼蒿煸炒至变软。再加入精盐、白糖和少许水，烧至锅中汤开时，加入鸡精，淋上香油，盛入盘中即可。

功效：消食开胃、宽中理气、增加食欲，适用于失眠等症。

◈ 肉丝烧蕨菜

用料：蕨菜 250 克，猪瘦肉 100 克，植物油 35 毫升，鸡蛋清 25 克，高汤 300 毫升，湿淀粉、精盐、黄酒、鸡精、姜汁、碱各适量。

制法：先将蕨菜放入开水中泡发，加盖将其焖软，再放入开水锅中，加入碱焖煮至熟透。多换几次水，洗净碱味和黑水，择去根，切成 1 寸长的段，用开水焯一下，捞出，沥干水分。把鸡蛋清、湿淀粉搅成糊状；猪瘦肉切成细丝，放入糊中抓匀。炒锅置于旺火上，放入植物油，烧至六成热时，放入瘦肉丝，炒至熟透，出锅盛入碗中。炒锅重置火上，放入熟猪油，烧至六成热时，加入高汤和精盐、黄酒、鸡精、姜汁，放入蕨菜，待烧至汁浓入味时，再放入肉丝，最后用湿淀粉勾芡，略翻炒，出锅即可食用。

功效：清热解毒、杀菌清火、去热利水、促进睡眠，适用于失眠、高血压、喘咳等症。

◈ **糖醋油面筋**

用料：油面筋 100 克，荸荠 120 克，青椒 25 克，白糖、醋、植物油、酱油、姜、大葱、淀粉各适量。

制法：先将油面筋放入锅中，用开水煮软后捞出，洗去部分油脂，沥干，待用。青椒切成丝。荸荠去蒂，削皮，洗净，切片，待用。将酱油、糖、醋、淀粉、水放入碗中，调成糖醋卤汁备用。锅置火上，注油烧至八成热时，加入葱、姜末爆香，然后放入青椒丝、荸荠片炒 1 分钟，再倒入糖醋卤汁烧沸。待汤汁浓稠时，迅速放入油面筋，最后用中火炖煮 8 分钟后即可食用。

功效：清热利尿、理脾健胃、宁心安神、和中解热、去烦止渴、益气补虚，适用于失眠健忘、体虚劳倦、内热烦渴等症。

◈ **胡萝卜拌莴苣**

用料：莴苣 300 克，胡萝卜 100 克，大葱、盐、鸡精、植物油各适量。

制法：分别将胡萝卜、莴苣洗净，切成滚刀块，备用。炒锅内倒入清水，烧开，把切好的胡萝卜、莴苣放在锅中稍微焯烫，捞出，用凉水冲凉后，放入盘中，加入盐、鸡精拌匀。炒锅重置火上，注油烧热，放入葱花爆香，做成葱花油，淋入盘中，拌匀即可。

功效：镇咳平喘、消积下气、宽肠通便，适用于失眠、便秘、哮喘等症。

◈ **什锦炸菜**

用料：芝麻叶 300 克，糯米面 100 克，土豆 600 克，芝麻 50 克，精盐适量。

制法：将芝麻叶洗净，挤干水分。在糯米面中加入精盐和水，调成稠面糊，再均匀地抹在芝麻叶的两面，撒上芝麻，晾干。土豆削皮，切成厚片，洗净，放进滚开的盐水里略煮片刻，捞出晾干。把干透的各种用料放在通风处储存。以上用料随食随炸即可。

功效：益智补脑、滋养肝肾、润燥滑肠，适用于健忘、肝虚、肾虚、头晕、病后脱发、津枯血燥、便秘等症。

◈ **酱咸核桃仁**

用料：核桃 1000 克，芝麻酱 20 克，酱油 800 毫升，白糖、花椒面、辣椒油、鸡精、精盐各适量。

制法：先将核桃去壳，剥去里边的皮，再将每个核桃仁分成 4 瓣，盛于容器中，待用。再用酱油把芝麻酱化开，加入白糖、花椒面、鸡精、辣椒油，拌匀，最后倒入盛有核桃仁的容器中,搅拌均匀后,酱3小时即可食用。

功效:补心、健脑、健胃、补血、润肺、养神,适用于健忘、失眠、动脉硬化、肾虚腰痛、耳鸣、尿频等症。

◈ 酥炸甜核桃

用料:核桃400克,植物油500毫升,精盐、白糖、白芝麻、柠檬汁各适量。

制法:将核桃仁放入开水中煮3分钟,捞出冲净,沥干水分。白芝麻洗净,沥干水分,放入锅中炒出香味。锅置火上,放适量开水,加入适量白糖、精盐,再放入核桃仁,煮3分钟后捞出,沥干水分。把柠檬汁倒入锅内的开水中,放入核桃仁,煮5分钟,捞出沥干。原锅重置火上,注入植物油,烧至微滚,倒入核桃仁,炸至微黄色捞出,最后撒上适量芝麻即可。

功效:补气养血、润燥化痰、温肺润肠、治虚散寒,适用于健忘、失眠、神经衰弱、头晕、心悸等症。

调养粥谱

◈ 八宝粥

用料:大米150克,芡实、薏苡仁(薏米)、白扁豆、莲肉、山药、红枣、桂圆、百合各6克。

制法:先将8味中药煎煮40分钟,再加入大米煮至米熟粥稠即可。分顿调糖食用,连吃数日。

功效:健脾和胃、补气益肾、养

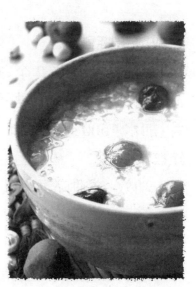

血安神,适用于失眠等症。

◈ 茼蒿粥

用料:粳米 100 克,茼蒿 150 克,精盐、香油各适量。

制法:将茼蒿菜择洗干净,切段。粳米淘洗干净。锅置火上,注入适量清水,加入粳米煮至粥熟,再加入茼蒿、精盐、香油搅匀,略煮片刻即可。

功效:健脾开胃,去痰,适合失眠者食用。

◈ 八宝青梅粥

用料:白扁豆、薏米、莲子肉、大枣、核桃仁、桂圆肉各 15 克,糖青梅 5 个,糯米 150 克,白糖适量。

制法:白扁豆、薏米、莲子肉、大枣洗净,以温水泡发;核桃仁捣碎;糯米淘洗干净。将所有用料一起入锅,加水 1500 毫升,用旺火烧开后,改用小火熬煮成稀粥,适量食用。

功效:健脾养胃、补气益肾、养血安神,适用于失眠等症。

◈ 咸鸭蛋蚝豉粥

用料:咸鸭蛋 2 个,蚝豉 100 克,大米 150 克。

制法:将咸鸭蛋去壳,与淘洗干净的大米、蚝豉一同入锅,加水 1500 毫升,用旺火烧开后,改用小火煮成稀粥,每日分数次食用。

功效:滋阴养血、降火宁心,适用于失眠等症。

◈ 海参猪肉粥

用料:海参 30 克,猪瘦肉 250 克,大米 100 克,白糖适量。

制法：将猪肉洗净，切成小片，与发好的海参和淘洗干净的大米一起入锅，加水 1000 毫升，用旺火烧开后，改用小火熬煮成稀粥，加入调料，每日早晚食用，连服 7～15 天。

功效：补肾益精、养血润燥、除湿利尿，适用于失眠等症。

◈ 红枣大米粥

用料：红枣 50 克，大米 80 克。

制法：先将大米淘洗干净后，放入锅中，再加入清水和洗净的红枣，先用大火烧开，然后改用小火熬煮至大米烂熟，可以做点心或在吃饭时食用。

功效：安心神、补气血、健脾胃、抗衰老，适用于贫血、神经衰弱引起的失眠、胃虚食少等症。

◈ 小米桂圆粥

用料：桂圆肉 30 克，小米 100 克，红糖适量。

制法：将桂圆肉洗净，与淘洗干净的小米同放入锅中，加入适量清水，用中火烧开后，改用小火熬煮成粥。待粥熟时，加入红糖调匀即可。每日 2 次，可空腹食用。

功效：补血养心、安神益智，适用于失眠、健忘、心脾虚损、气血不足、惊悸等症。

◈ 栗子桂圆粥

用料：大米 50 克，桂圆肉 15 克，栗子 20 克，白糖适量。

制法：先将栗子壳去掉，再取栗子肉，切成小碎块，加入清水后，与淘洗干净的大米一同煮粥。待粥快熟时，放入桂圆肉，再加入少许冰糖即可。

功效：补心安神、益肾壮腰、益脾增智、补血助眠,适用于心肾精血不足引起的失眠、心悸、腰膝酸软等症。

◈ 糯米桂圆粥

用料：桂圆肉 100 克,糯米 120 克。

制法：桂圆肉拣去杂质,切碎备用。将糯米淘洗干净,放入砂锅中,加水煮至半熟,再加入桂圆肉搅匀,用小火煮熟,可在吃早饭、晚饭时佐餐食用,或当点心吃。

功效：健脾、补血、益气,适用于心血不足、心脾血虚引起的失眠、健忘、心悸不安、记忆力减退等症。风寒感冒、恶寒发热及舌苔厚腻者不宜吃。

◈ 桂圆莲子粥

用料：圆糯米 60 克,桂圆肉 10 克,去心莲子、红枣各 20 克,冰糖适量。

制法：将莲子洗净,红枣去核,圆糯米洗净,浸泡在水中。把莲子与圆糯米加入 600 毫升水中,用小火煮 40 分钟,加入桂圆肉、红枣,再熬煮 15 分钟,加适量冰糖即可。临睡前可食用 1 小碗。

功效：补血安神、健脾益胃、补中益气,适用于中老年抑郁性失眠症。

◈ 大米桂圆白糖粥

用料：大米 60 克,桂圆 15 克,红枣、白糖各适量。

制法：先将大米淘洗干净。把桂圆肉、红枣分别洗净,放入锅中,加入清水,先用大火煮沸,再用小火熬煮 30 分钟,以大米烂熟为度,最后加入适量白糖调匀。每日早晚各服1次,趁热食用,不宜过量。

功效:开胃益肠、补益心脾、养血安神、壮阳益气、补虚长智,适用于思虑过度及心脾血虚引起的失眠健忘、神经衰弱、心悸怔忪、食少体倦、脾虚气弱、气血不足等症。

◈ 桂圆姜汁粥

用料:大米、桂圆各100克,黑豆25克,姜、蜂蜜各适量。

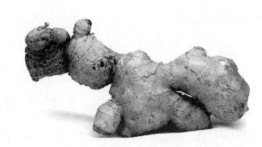

制法:把桂圆、黑豆浸泡后洗净;鲜姜去皮,磨成姜汁备用。把大米浸泡30分钟,捞出沥干水分,放入锅中,加入清水,用旺火煮沸,转为小火,加入桂圆、黑豆、蜂蜜,搅匀,煮至软烂即可。

功效:消肿下气、润肺清热、活血利水、祛风解毒、补血安神,适用于失眠等症。

◈ 桂圆糯米枣粥

用料:桂圆肉30克,大枣10克,糯米15克。

制法:将桂圆肉、糯米和大枣淘洗干净,放入锅中,加入清水,用旺火烧开后,改用小火熬煮成粥,临睡前服用。

功效:补心健脾、养血补虚,适用于失眠等症。

◈ 糯米小麦粥

用料:糯米50克,小麦60克,白糖适量。

制法：将糯米、小麦淘洗干净，一同放入锅中，加适量水，用大火煮开后，改用小火熬煮成粥，食用时加入白糖。

功效：清热除烦、养心安神、益肾止渴、补脾暖胃、益气补虚，适用于失眠、多梦、心神不宁、神经衰弱、脾胃虚弱、自汗神疲等症。

◈ 核桃仁粥

用料：核桃仁 50 克，大米 100 克。

制法：将核桃仁洗净、捣碎备用。把大米淘洗干净，放入锅中，加入适量清水，再放入核桃仁，一同煮成粥，可经常食用。

功效：补肾安神、健脑益智、润肠通便，适用于长期用脑过度所导致的失眠、心悸、健忘、便秘等症。

◈ 猪心粥

用料：大米 150 克，猪心 300 克，植物油少许，大葱、姜、料酒、盐、鸡精各适量。

制法：把大米淘洗干净，用冷水浸泡半小时后捞出，沥干水分。把猪心洗净，切成片，放入碗内，加入料酒、姜末、葱末，拌匀腌制。锅中加入适量清水，将大米放入，用旺火烧沸，加入植物油、猪心，搅拌几下，再改用小火熬煮。待粥快熟时，再加入盐、鸡精搅拌均匀，再稍焖片刻，即可食用。

功效：养心补血、安神，适用于失眠、多梦、心虚、自汗、惊悸恍惚等症。

◈ 什锦甜粥

用料：小米 200 克，大米 100 克，绿豆、花生仁、红枣、核桃仁、葡萄干各 50 克，红糖适量。

制法：先分别将小米、大米、绿豆、花生仁、红枣、核桃仁、葡萄干淘洗干净。将洗净的绿豆放入锅内，加入少量的清水，煮至七成熟时，加入开水，将小米、大米、花生仁、红枣、核桃仁、葡萄干依次放入，再加入适量红糖调匀，待水烧开后，最后改用小火煮至全部烂熟即可食用。

功效：滋阴养血、清热解渴、健胃除湿、和胃安眠、健脑益智、补气血、强筋骨、宁心神，适用于失眠、健忘等症。

◈ 小麦红枣粥

用料：小麦 50 克，大米 100 克，桂圆肉、红枣各 20 克，白糖适量。

制法：将小麦淘洗干净，用热水浸泡。将大米、红枣洗净，再将桂圆肉切成小粒。把小麦、大米、红枣、桂圆一同放入锅中，加入适量清水，用小火熬煮至软烂成粥，最后加入白糖，应早晚趁热食用，连吃 1 周为一个疗程。

功效：养心益肾、除烦安神、补脾止汗，适用于烦热失眠、怔忡不安、自汗盗汗、脾虚泄泻等症。

◈ 芝麻黑豆粥

用料：大米 100 克，黑芝麻 50 克，黑豆 50 克，白糖适量。

制法：分别把黑豆、大米淘洗干净。然后用冷水浸泡黑豆 3 小时，浸泡大米半小时，分别捞起，沥干水分。把黑芝麻淘洗干净，备用。将砂锅中加入适量冷水，再将黑豆、大米、黑芝麻依次放入,先用旺火烧沸,然后转为小火熬煮。待米烂豆熟后,再加入白糖调味,然后稍焖片刻,即可食用。

功效:补肝肾、润五脏、补气生血、光洁肌肤。适用于健忘、失眠、肝肾不足、须发早白等症。

◈ 麻桃蜜糕

用料:黑芝麻100克,蜂蜜200克,白糖100克,核桃仁150克,大米粉500克,糯米粉500克,橘饼2个。

制法:先将黑芝麻、核桃仁炒香,研碎,与大米粉、糯米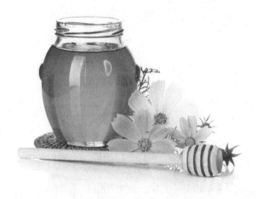粉拌匀。把蜂蜜与白糖、150毫升水调配成糖水,倒入上述粉末中拌匀,再用粗筛筛出面粉团后,把米粉盛入糕模中,上面撒上切碎的橘饼,用大火蒸25分钟,即可随意食用。

功效:补中益气、舒筋止痛、润肠通便,适用于脾胃虚弱、食欲不振、失眠多梦、健忘、便秘等症。

◈ 花生酥糕

用料:生花生仁600克,白糖600克。

制法:将花生仁倒入锅内,炒至微黄色并酥脆时出锅,待其冷却后,去掉花生衣。将花生仁与白糖混合,磨成细粉,搅拌均匀,放入糕饼模具中,压实压平,然后取出,即可食用。

功效:扶正补虚、顺脾和胃、润肺化痰、滋养调气、利水消肿、增强记忆力、延缓衰老,适用于健忘、失眠、神经衰弱等症。

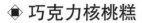

◈ 巧克力核桃糕

用料：炼乳 600 克，牛奶 200 克，鸡蛋 300 克，小麦面粉 200 克，白砂糖 120 克，核桃 50 克，可可粉 30 克，发酵粉 10 克，香薷、苏打粉、盐各适量。

制法：将核桃壳剥掉，把核桃仁放入锅中，然后用大火炒热，晾凉备用。把鸡蛋打入碗中，去掉蛋黄，留下蛋清，再加入精盐，搅至起泡，将白糖分几次加入，边加边搅，至呈乳白色泡沫状，再拌入蛋黄。将面粉、可可粉、发酵粉、苏打粉搅拌均匀，和牛奶交替加入蛋糊中，轻轻拌匀。将炼乳放入锅中，用大火加热，使其软化后，再拌入面糊中，最后加入核桃，倒于糕饼模具中，入笼用中火加热 4 分钟，再用大火蒸至熟透即可。

功效：滋阴润燥、养血安神，适用于阴血不足所导致的失眠、健忘、心烦等症。

◈ 黄米

用料：面 600 克，赤小豆 120 克，枣（干）60 克，赤砂糖 120 克，花生油 80 毫升。

制法：将黄米面放入盆内，倒入水，拌匀成湿块状，上笼蒸半小时至熟，取出倒入盆内，手蘸凉水趁热轧匀揉光，在面团上抹上少许油备用。将赤小豆、红枣洗净，放入锅内，注水烧沸，改用小火焖煮至软烂，去掉枣核，加红糖，用手勺轧成泥备用。将手上抹少许油，揪一块约 50 克的面团，揉圆后压扁，包上枣豆馅，捏成球状，再用手按成扁圆形，即成糕坯。原锅重置火上，倒入花生油，烧至七成热时，放入糕坯，炸至金黄色即可。

功效：滋阴润肺、利水除湿、促睡眠。适用于阳盛阴虚、夜眠困难、久泻胃弱等症。

调养汤羹谱

◉ 豆腐香菇蛋花汤

用料：豆腐300克，鱼汤300毫升，竹笋100克，香菇50克，鸡蛋150克，芹菜30克，香油、酱油各适量。

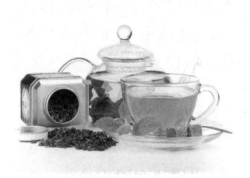

制法：将豆腐放入滚开水中汆透取出，切成长方形小块。把香菇用温开水泡开，切成小块。竹笋干切成长方形块，芹菜切成小丁，鸡蛋打入碗内搅匀。锅中放香油烧热，依次放入笋干、香菇翻炒，再倒入鱼汤，以酱油调味，然后加入豆腐和芹菜同煮至10分钟后，最后把蛋液倒入汤中即可。

功效：健脑益智、强身补虚、促进生长发育，适用于心悸失眠、久病体弱等症。

◉ 肚丝汤

用料：猪肚500克，菠菜50克，香菜、香油、盐、酱油、胡椒粉、大葱、姜各适量。

制法：将猪肚煮熟并切成丝，放入开水内汆一下，捞出；菠菜切成1寸长的段；香菜、葱洗净，都切成碎末。砂锅置火上,加适量清水,再加入盐、酱油、胡椒粉、葱末与肚丝,大火烧开,最后撒入菠菜段,淋上香油即可。

功效:补虚损、健脾胃、益肝肾,适用于心烦失眠、脾胃虚弱、食欲不振、恶心呕吐等症。

◈ 干贝猪肉汤

用料:猪肉 200 克,干贝 50 克,精盐、鸡精各适量。

制法:分别将干贝、猪肉洗净,一同放入锅内,加入适量清水,用小火煮熬成汤。食用时,加精盐、鸡精调味即可。

功效:滋阴补肾,适用于肾阴虚引起的失眠、多梦、心烦口渴、尿频等症。

◈ 枣心汤

用料:猪心 350 克,红枣 50 克,料酒、大葱、姜、花椒、大茴香、精盐、鸡精各适量。

制法:将猪心洗净并切成约 2 厘米大小的块;大枣洗净,去核备用。在砂锅中加入适量清水,将小块猪心放入锅内,大火煮沸后撇去浮沫,放入葱、姜、料酒、精盐、花椒、大茴香,煮至六成熟,再放入红枣,临出锅前放入少许鸡精即可。

功效:安中养脾、平胃通窍、补气生津、养心安神,适用于因心血不足而导致的心悸、失眠、精神恍惚等症。

◈ 猪心大枣汤

用料:猪心 500 克,大枣 20 克,料酒、精盐各适量。

制法:先将猪心洗净,切片;大枣洗净,去核。将猪心、大枣、精盐、料酒一同放入锅内,加适量清水,大火煮沸,再转用小火炖煮半小时即可食用。

功效：养胃健脾、益血壮身、补气生津，适用于失眠多梦、心悸怔忪、心虚恍惚、自汗盗汗等症。

◈ 猪心菠菜汤

用料：猪心150克，菠菜150克，料酒、盐、鸡精、胡椒粉、葱汁、姜汁、清汤各适量。

制法：将菠菜洗净切段。把猪心切成片，在沸水锅中焯透捞出。砂锅内加入清汤，放入猪心，加入料酒、葱汁、姜汁，炖至猪心熟透，倒入菠菜段，加入精盐、胡椒粉，待汤烧开，加适量鸡精调味即可。

功效：补血益气、养心宁神、止渴润肠、滋阴平肝、敛汗通脉，适用于失眠多梦、惊悸恍惚、怔忡、心虚多汗、自汗等症。高胆固醇症患者忌食。

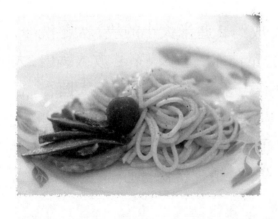

◈ 黄花菜汤

用料：黄花菜100克，精盐适量。

制法：先将黄花菜用沸水焯半分钟，捞出沥干水分。砂锅内加适量清水，再加入黄花菜，大火煮沸后，改用小火续煮30分钟，滤渣取汤，加入适量精盐。也可以适量加一些小芹菜、豆腐皮、香菇等，味道会更加鲜美。

功效：改善睡眠，适用于健忘、失眠、神经衰弱等症。

◈ 冬笋雪菜黄鱼汤

用料：黄花鱼 500 克，冬笋、雪里蕻各 25 毫升，植物油 25 克,香油、料酒、鸡精、胡椒粉、精盐、葱段、姜片各适量。

制法：将黄花鱼去鳞、鳃、内脏，洗净；冬笋洗净，切片；雪里蕻洗净,切成碎末。锅置火上,加入油烧热,放入黄花鱼,煎至两面略黄,再放入水、冬笋片、雪里蕻末、料酒、精盐、葱段、姜片,再改大火烧开,用小火炖 15 分钟,去掉葱、姜,撒上鸡精、胡椒粉,淋上香油即可。

功效：健脾开胃、安神止痢、益气填精,适用于失眠、贫血、体质虚弱、中老年健忘等症。

◈ 栗子桂圆汤

用料：栗子 80 克,枣 15 克,桂圆肉 20 克,红糖 30 克。

制法：栗子去壳洗净,切成小丁；红枣去核,洗净；桂圆肉洗净,备用。把栗子放入锅内,加入适量清水,火上烧沸,煮至栗子熟透后,加入红枣、桂圆,煮至汤浓出味,加入红糖,再煮片刻即可。

功效：补中益气、补血安神、养胃健脾、补肾强筋、健脑益智、延缓衰老,适用于失眠、健忘、脑力衰退、贫血、心悸、神经衰弱、身体虚弱等症。

◈ 桂圆生姜汤

用料：桂圆肉 50 克,姜、盐各少许。

制法：把桂圆肉洗净放入锅中,加入清水浸泡,再加入生姜、精盐,约煮半小时即可。

功效：补脾、温中、止泻,适用于脾虚泄泻、脾胃虚弱所导致的失眠、精神不振、心悸等症。

◈ 桂圆鸡蛋汤

用料：桂圆 60 克，鸡蛋 1 个，红糖适量。

制法：将桂圆去壳，放入碗内，加入温开水和适量红糖，然后将鸡蛋打在桂圆上面。将碗放入锅内蒸至蛋熟即可。

功效：补益气血、安神养心、补脾暖中、活血去瘀、益脾增智，用于心悸失眠、食少羸弱、健忘、久病体虚、气血不足等症。有痰火者，应慎食。

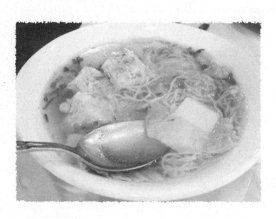

◈ 菇笋豆腐汤

用料：豆腐 100 克，香菇（干）25 克，竹笋 25 克，丝瓜 50 克，番茄 70 克，精盐、花生油、香油、胡椒粉各适量。

制法：香菇泡软；丝瓜去皮与瓤；番茄去皮和籽。将香菇、竹笋、丝瓜切丝；豆腐、番茄切块，然后一同用清水浸泡。锅置火上，加入鲜汤 750 毫升，大火煮沸，放入豆腐块、香菇块、笋丝、丝瓜丝、番茄块、精盐，再煮沸后，加入花生油，撒上胡椒粉，淋上香油即可。

功效：益智健脑、养血安神、强身健体。适用于身体羸弱、健忘贫血等症。

◈ 桂圆红枣汤

用料：红枣 300 克，桂圆肉 200 克，白糖适量。

制法：把红枣和桂圆择洗干净，放在清水中浸泡 2 小时后捞出，放入锅中，加入适量清水，用小火煮至烂熟即可。

功效：补脾和胃、益气生津、益心养血、安神解暑，适用于虚热内积引起的失眠、心悸、烦躁不安等症。

◈ 鲈鱼五味子汤

用料：鲈鱼 750 克，五味子 50 克，黄酒、精盐、大葱、姜、胡椒粉各适量。

制法：先将五味子浸泡洗净。把鲈鱼去鳞、鳃、内脏，洗净。葱切段，姜切片。锅置火上，加适量清水，放入鲈鱼、五味子、料酒、精盐、葱段、姜片，中火煮至鱼肉烂熟，拣去葱、姜，再撒入胡椒粉调味即可食用。

功效：益肝、宁心、安神。适用于失眠、神经衰弱等症。

◈ 甜醋姜猪脚汤

用料：猪蹄 750 克，姜 120 克，白砂糖 50 克，醋 100 毫升，精盐适量。

制法：将猪脚去毛，洗净。生姜去皮洗净，切块。砂锅置火上，加入适量清水，将所有用料均放入锅内，武火煮沸后，改文火煮 2 小时即可食用。

功效：补益气血、健脾醒胃、活血行瘀。适用于神经衰弱、身体虚弱、头痛、眩晕、失眠、心悸等症。神经衰弱属阴虚内热以及外感有实邪者不宜饮用。

◈ 荔枝红枣汤

用料：荔枝 15 克，红枣 30 克。

制法：分别将荔枝、红枣洗净，放入锅内，再倒入适量清水，用小火煮至红枣烂熟即可。每日服用 1 次，空腹吃荔枝、红枣，喝汤。

功效：滋肝肾、益心脾、填精髓、补气血、温阳气、止烦渴、润颜色、安心神，适用于眩晕健忘、气血虚亏、神疲乏力、面色发黄、饮食减少等症。

◈ 红枣芹菜汤

用料：芹菜 350 克，红枣 20 克，冰糖 2 块。

制法：芹菜择洗干净，切成 6 厘米长的段，与洗净的红枣一同放入锅中，加入适量水，用大火煮开后，改用小火煮几分钟，加入冰糖调味。饮用时，去掉渣滓，只饮汤汁。

功效：安神补血、清热散淤、增进食欲、养颜滋润，适用于失眠、健忘、疲倦无力、食欲不振、精神不安等症。

◈ 红枣莲子汤

用料：莲子 600 克，红枣 120 克，白糖 200 克。

制法：先将红枣洗净。在锅中加入适量水，用中火煮开，放入红枣，转为小火煮 30 分钟，再放入莲子，继续煮 30 分钟，最后再加入白糖煮开即可。

功效：养心补脾、降低血压、强心安神、滋养补益，适用于失眠、多梦、健忘等症。熬夜者宜饮用。

◈ 橘味莲子汤

用料：橘子 100 克，清汤 600 毫升，莲子 30 克，红枣 20 克，白糖 25 克，白醋 15 克，糖桂花适量。

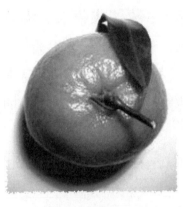

制法：将橘子去皮，用刀把橘瓣都切成两片。红枣去核，莲子去皮、心，一同放入碗内，加少量水，上锅蒸熟。锅置火上，倒入清汤，放入橘瓣、莲子、红枣，用大火烧开，再加入白醋、白糖、糖桂花，待糖化开，即可出锅。

功效：降低血压、强心安神、滋养补益，适用于睡眠不安、脾虚泻痢等症。

◈ 银耳鸽蛋汤

用料：干银耳50克，鸽蛋20个，冰糖200克，猪油适量。

制法：将银耳用水泡发，去掉杂质，洗净，揉碎，熬成银耳羹备用。分别在20个酒盅里抹上猪油，每个酒盅里打入1个鸽蛋，上笼用小火蒸3分钟左右，取出鸽蛋，放在清水中备用。将银耳羹烧开，放入冰糖，待其溶化后，撇去浮沫。把鸽蛋放入锅内，大火煮沸即可。

功效：滋阴、安神，适用于阴虚失眠、肺燥干咳、便秘、神经衰弱等症。

◈ 酸辣脑羹

用料：瘦猪肉50克，猪脑300克，高汤500毫升，淀粉15克，植物油25毫升，香油、鸡精、水淀粉、大葱、酱油、胡椒粉、姜、醋、精盐各适量。

制法：猪脑花泡入冷水内，撕下薄膜血筋，放入烧沸的淡盐水中煮透，再捞起，沥干水分，切成1厘米见方的小丁。把猪瘦肉洗净,用刀剁成细末;姜切成碎末;葱切成葱末。锅置旺火上,放入植物油烧热,再放入肉末,加入姜末炒出香味,倒入酱油上色,加入高汤、精盐、胡椒粉和猪脑花丁,待烧沸后撇去浮沫。在汤内加入鸡精、水淀粉,勾成流汁芡,最后加入醋、香油和葱末即可。

功效:补骨髓、益虚劳、滋肾补脑,适用于气血虚亏引起的头晕、头疼、眩晕、神经衰弱等症。

◆ 银耳大豆红枣羹

用料:银耳 15 克,大豆 100 克,红枣 15 克,鹌鹑蛋 6 个,白糖适量。

制法:将银耳用温水泡发,洗净,撕成小块;鹌鹑蛋煮熟后去壳。锅置火上,注入适量清水,将大豆和红枣用清水洗干净后,与银耳一同放入锅内,用文火炖至烂熟,加入鹌鹑蛋。稍煮片刻后,加白糖调味即可。每日 1 次,可经常食用。

功效:养胃健脾、益气生津、补肾强精、宽中下气、延缓衰老,适用于失眠、健忘、多梦、神经衰弱、体虚羸弱、气血不足、心悸怔忪等症。

◆ 银耳蛋羹

用料:银耳 5 克,鸡蛋 1 个,冰糖 60 克。

制法:将银耳用温水泡发洗净,撕成小块。锅内加水适量,放入银耳,用大火煮沸后,改用小火继续煎煮,至银耳烂熟为止。将冰糖用适量温水溶化后,倒入锅内,再把鸡蛋打入碗内搅匀,倒入锅中搅拌。待煮沸后,出锅凉温,即可食用。

功效:养阴润肺、益气生津,适用于肺阴虚引起的失眠、咳嗽、咯血、高血压、血管硬化等病症。

◈ 藕丝羹

用料：嫩鲜藕 500 克，3 个鸡蛋的蛋清，金糕、蜜枣、青梅、白糖各 100 克，湿玉米粉适量。

制法：嫩鲜藕洗净，去皮，切成细丝，放入开水中汆一下捞出。分别将金糕、蜜枣、青梅切成细丝。鸡蛋清倒入碗中，加入相当于蛋清一半分量的水，搅拌均匀，倒入碗中，入笼蒸熟，即成白色固体蛋羹。把藕丝放在蛋羹的两边，中间放金糕丝、蜜枣丝、青梅丝。向锅中倒入清水，加入白糖，用大火烧开，用湿玉米粉勾成白色甜汁，倒在装有蛋羹的碗中即可。

功效：补心益脾、养血安神，适用于失眠、多梦等症。

调养蜜汁谱

◈ 苹果奶蛋蜜汁

用料：牛奶 100 克，苹果 2 个，胡萝卜 1 个，熟鸡蛋黄 1 个，蜂蜜 30 克。

制法：将苹果、胡萝卜洗净，苹果去核切成小块，胡萝卜切成小片，与熟鸡蛋黄、牛奶一同放入榨汁机中，榨成果蔬汁。如汁太浓，可加冷开水适量调稀。把蜂蜜放入杯中，先倒入一些果蔬汁搅匀，再倒入全部果蔬汁，搅匀即可。每晚睡前 30 分钟服用。

功效：补益气血、宁心安神，适用于各种失眠症。

◈ 糖渍桂圆

用料：鲜桂圆 500 克，白糖 50 克。

制法：将鲜桂圆去皮、核，放入碗内，加入白糖，反复上笼蒸晾 3 次，至桂圆色变黑，再拌入白糖少许，放入瓶中备用。每日食用 2 次，每次吃桂圆肉 4 粒或 5 粒。

功效：养心安神，适用于失眠、神经衰弱等症。

◈ 姜枣桂圆蜜膏

用料：桂圆肉 250 克，大枣肉 250 克，蜂蜜 250 克，鲜姜汁 2 汤匙。

制法：将桂圆肉、大枣肉洗净，放入锅内，加适量水，煎煮至烂熟后，加入姜汁、蜂蜜，用小火煮沸。待冷却后，装瓶即可。每日服 2 次，每次取 1 汤匙，用开水化开，饭前食用。

功效：开胃健脾、益智养心、增强脑力，适用于健忘失眠、心脾不足、心悸、思虑劳伤太过、腹胀等症。

◈ 冰糖荔枝

用料：荔枝 350 克，菠萝 350 克，豌豆 50 克，冰糖 150 克，樱桃少许。

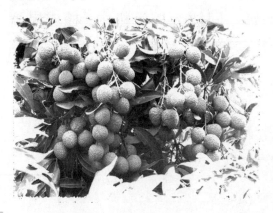

制法：先将豌豆去壳，用开水焯后，在冷水中过一遍。把菠萝切成方丁，逐个镶入荔枝中，然后将荔枝口朝上摆入容器中，把豌豆粒摆在四周，放上樱桃，加适量清

水,倒入冰糖,上笼蒸约 20 分钟,取出即可食用。

功效:润肺消炎、益脾健胃、滋补气血、清心安神,适用于失眠、健忘、神经衰弱等症。

◈ **冰糖猕猴桃**

用料:猕猴桃 250 克,冰糖适量。

制法:将猕猴桃洗净,去皮去核,切成小块,置于碗中,放入冰糖,上笼蒸至桃肉烂熟,取出即可食用。

功效:解热止渴、和胃降逆、生津养阴、降压降脂,适用于头晕、失眠等症。猕猴桃性寒,脾虚、大便泄泻、风寒感冒、痢疾、慢性胃炎、小儿腹泻者不宜食用。

◈ **蜜汁红莲**

用料:莲子肉250克,红枣10克,白糖200克,蜂蜜100克。

制法:先将莲子肉用温水浸泡后洗净;红枣洗净,剔去枣核。将莲子、红枣放入碗内,加入少许清水后,装入笼屉,蒸至酥烂后取出。把汤汁滗入锅内,将莲子、红枣装入汤盘中,再将装有原汤汁的锅放到火上,加入白糖熬化,最后加入蜂蜜,收浓糖汁,浇在莲子、红枣上即可食用。

功效:补脾胃、养心神、益气血,适用于神经衰弱,失眠多梦等症。

◈ **清甜莲子**

用料:莲子 200 克,白糖适量。

制法:将莲子洗净,放入温水中泡发 5 分钟后捞起,再放入清水锅中煮至沸腾。把莲子捞起,捅去莲心,再放入开水中泡至莲子软化,捞起备用。锅内加清水 250 毫升,大火烧沸,加入白糖,待其溶化后,去掉泡沫,倒进莲子,用慢火煮 3 分钟即可。

功效:安眠、养心、补脾、和胃、益肾固精、降血压,适用于睡眠不安、脾虚泻痢等症。

失眠与健忘症的治疗与调养

调养茶饮

◈ 山楂茶

用料:山楂 30 克,白糖 10 克。

制法:将山楂洗净、切片,放入锅内,加入适量清水,用小火煮沸 20 分钟,去掉山楂,加入白糖,调成糖茶,适量饮用。

功效:活血散瘀、消积止痛、开胃消食,适用于血瘀引起的失眠、眩晕、心悸、眼花、神经衰弱、头痛等症。气血两虚、胃酸过多者不宜饮用本品。

◈ 桂圆山楂汁

用料:桂圆肉 30 克,山楂、冰糖各适量。

制法:桂圆肉洗净;山楂洗净,去核,切片。把桂圆肉、山楂片放入锅内,加入 250 毫升清水,置于旺火上烧沸,再改用小火煮 15 分钟。将煎煮好的汁液倒入杯中,加入冰糖调好味,直接饮用即可。

功效:开胃消食、活血化瘀,适用于失眠、健忘、心血管疾病等症。

◈ **桂圆冰糖茶**

用料：桂圆肉 25 克，冰糖 10 克。

制法：把桂圆肉洗净，同冰糖放入茶杯中，倒入沸水，加盖闷片刻，即可饮用。每日 1 剂，随冲随饮，随饮随添开水，最后吃桂圆肉。

功效：补益心脾、安神益智，适用于失眠多梦、思虑过度、精神不振、心悸健忘等症。

◈ **小麦大枣汤**

用料：小麦 100 克，大枣 20 克，冰糖适量。

制法：将大枣、小麦洗净后，放入锅中，加入适量水煎煮，去渣取汁，加入冰糖继续熬煮化。每晚服用 1 次。

功效：养胃健脾、益血壮身、益气生津，适用于失眠多梦、胃虚食少、脾弱溏便、气血不足、心悸怔忪等症。

◈ **红枣汤**

用料：红枣 15 克。

制法：把红枣洗净，放入锅中，加入 2 碗水，放于小火上，煎剩 1 碗水。早晚空腹食用，吃枣喝汤，连服 7 天。

功效：补脾胃、益气血，适用于气血不足、脾胃两虚引起的失眠、神经衰弱等症。

◈ **葡萄汁**

用料：紫葡萄 1000 克，白糖 250 克。

制法：先将葡萄洗净、剥皮、榨汁，去渣备用。将葡萄皮放入锅中，加水没过葡萄皮，大火煮沸后，再改用小火继续熬煮，直至皮上的紫色褪尽。将煮过的水过滤，滤液盛入容器中备用。最后将葡萄汁和滤液、白糖混合煮沸，盛入容器内即可。可待其冷却后，置于冰箱内，以便随时饮用。

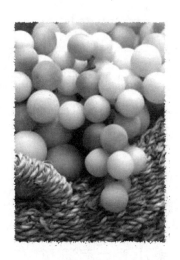

功效：抗衰去皱、润泽肌肤、美容养颜、延年益寿，适用于失眠、神经衰弱、过度疲劳等症。

◉ 莴苣汁

用料：莴苣250克，精盐、鸡精、黄酒各适量。

制法：先将莴苣去皮洗净，切成细丝，加入少许精盐腌制几天，再加入少量鸡精、黄酒拌匀，即可食用。也可以将莴苣去皮、切碎、捣汁，加入少许水，再用小火炖开，趁热服用。每次服用1汤匙，在睡前半小时服用。

功效：清热、化痰、镇静、安神、催眠，适用于痰热内扰、脾胃受损、上扰心神所致的睡眠不宁、容易惊醒、有噩梦、心烦胸闷、痰多口苦、苔腻、脉滑等症。

适宜失眠症患者的家庭调养药膳

药膳食谱

◉ 茯苓饼

用料：茯苓细粉、米粉、白糖各等份。

制法：将茯苓粉、米粉、白糖加适量水，调成糊，以微火在平锅里摊成极薄的煎饼。

功效：健脾补中、宁心安神，适用于气虚体弱所导致的失眠、心悸、气短、神衰，以及水肿、大便溏软等症。

◈ 灵芝粉蒸肉饼

用料：灵芝 3 克，猪瘦肉 100 克，精盐、酱油、植物油各适量。

制法：将灵芝洗净、晾干，研成细末；猪瘦肉洗净，剁成肉酱。把灵芝末与肉酱放入盘内，加入酱油、植物油、精盐拌匀，隔水蒸熟即可。

功效：补气益血、养心健脾，适于肺癌、食道癌、其他癌症患者服用，或放疗、化疗、术后身体虚弱、白细胞减少者。症见心悸、失眠、神疲倦怠、食少懒言等。

◈ 天麻什锦饭

用料：天麻 5 克，大米 100 克，鸡肉 25 克，竹笋、胡萝卜各 50 克，香菇、芋头各 1 个，酱油、料酒、白糖各适量。

制法：将天麻浸泡 1 小时左右，使其柔软，鸡肉切成碎末；竹笋、胡萝卜切成小片；芋头去皮，同水发香菇一起洗净，切成细丝。大米淘洗干净，放入锅中，加适量清水，再放入以上用料及酱油、料酒、白糖，用小火煮成稠饭。每日 1 次，午饭或晚饭时食用。

功效：健脑强身、镇静安眠，适用于头昏眼花、失眠多梦、健忘等症。

◉ **山楂首乌熟地炖猪脑**

用料：山楂 30 克，首乌 20 克，熟地黄 30 克，猪脑两个，精盐、鸡精适量。

制法：猪脑去杂、洗净，加山楂、首乌、熟地黄，同放砂锅中，加适量清水，将锅盖盖严，用文火慢炖。炖至烂熟后，加少量精盐、鸡精调味即可。

功效：健胃补脾、活血化瘀，适用于健忘、失眠、头晕、心悸等症。

◉ **冬草蒸猪脑**

用料：猪脑 50 克，冬虫夏草 10 克，精盐、黄酒各适量。

制法：将冬虫夏草洗净，沥干，备用。剔去猪脑上的血筋，将其洗净，最好保持全脑不破碎，备用。将冬虫夏草、全副猪脑放入陶瓷盆内，加少许黄酒、冷水，再撒入适量精盐，放入锅内，隔水蒸 2 小时即可。

功效：补虚损、益精气、益智健脑、益肾壮阳、补肺平喘、止咳化痰，适用于健忘、神经衰弱、腰膝酸痛等症。

◉ **党参桂圆炖猪心**

用料：党参 15 克，桂圆肉 12 克，猪心 1 个。

制法：将猪心洗净，与党参、桂圆肉一同放入炖盅内，加适量水，用小火炖熟。可根据自己的口味，加入调料调味后食用。

功效：养心健脾、调补气血，适用于心脾两虚型失眠等症。

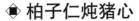

◉ **柏子仁炖猪心**

用料：柏子仁 15 克,猪心 1 个,精盐、料酒、酱油、葱花各适量。

制法：猪心洗净,切成厚片,同柏子仁一同放入锅中,加入适量清水,放入料酒、精盐,用小火炖至猪心软烂后,加入酱油、葱花调味即可食用。

功效：养心安神、润肠通便,适用于心血不足所致的失眠、多梦、心悸不宁等症。

◉ **丹参猪心**

用料：猪心 250 克,丹参 15 克,荸荠 50 克,韭黄 10 克,鸡汤 40 毫升,植物油、麻油、黄酒、精盐、鸡精、酱油、葱花、生姜末、蒜末、胡椒粉、湿淀粉、白糖、醋各适量。

制法：将丹参洗净,切成片,放入锅中,加适量水,煎取浓汁 20 克。将猪心洗净,切成片,放入碗中,加入精盐、湿淀粉拌匀。韭黄去杂质,洗净,切成小段。荸荠去皮、洗净,切成片。将黄酒、精盐、鸡精、酱油、胡椒粉、湿淀粉、白糖、鸡汤和丹参浓汁放入碗中,兑成芡汁。锅置火上,倒入油烧至七成热,放入猪心炒熟,捞出沥干油。原锅留少许底油,烧热后放入葱花、生姜末、蒜末煸香,再放入荸荠片煸透,倒入猪心,加入芡汁,撒上韭黄段,翻炒均匀,淋上醋和麻油即可。

功效：养心安神、健脑益智,适用于失眠多梦等症。

◉ **灵芝猪心**

用料：灵芝 15 克,猪心 500 克,葱、姜、精盐、花椒、白糖、鸡精、香油、卤汁各适量。

制法：将灵芝除去杂质，用水稍微焖一下，煎熬两次，取过滤后的汁液。葱切段，姜切片。将猪心剖开，洗净血水，与灵芝汁液、葱、姜、花椒一同放入锅内，煮至六成熟时捞起并晾凉。将猪心放在卤汁锅内，用小火煮熟，捞起，撇净浮沫。取适量卤汁，加入精盐、白糖、鸡精、香油，加热收成浓汁，均匀地涂在猪心里外即可。

功效：安神宁心，适用于心烦不眠、神经衰弱、病体虚弱、心血不足、惊悸等症。

◈ 莲子百合煨瘦肉

用料：莲子、百合各50克，猪瘦肉250克，精盐、黄酒、鸡精、葱、姜各适量。

制法：将莲子用温水泡开，去心，洗净。百合用温水泡开，择洗干净。将瘦猪肉洗净，切成长条。锅置火上，注入适量清水煮沸，将莲子、百合、瘦猪肉放入，用旺火煮开，再用文火煨1小时，待烂熟后加入精盐、黄酒、鸡精、葱、姜调味即可。

功效：养心润肺、安神抗衰、祛热止咳，适用于神经衰弱、心悸失眠、低热干咳等症。

◈ 乌灵参炖鸡

用料：鸡1只，乌灵参100克，料酒、姜、葱、盐各适量。

制法：将乌灵参洗净后，用温水浸泡4～8小时，洗净切片，放入干净的鸡腹内。将鸡放入砂锅内，倒入清水没过鸡身，加适量料酒、姜、葱，用旺火烧开后，改为小火清炖，待鸡熟后，加少许盐即可食用。每日吃2次，食鸡肉，饮汤。

功效：补气健脾、养心安神,适用于神经衰弱等症。

◈ 红枣五味子炖兔肉

用料:红枣 10 克,黑豆 150 克,五味子 10 克,兔肉 200 克,荸荠 100 克,上汤 500 毫升,葱、姜、蒜、精盐各适量。

制法：将红枣洗净,去核;黑豆洗净,除去杂质,发透;五味子洗净,去杂质;兔肉洗净,切成 4 厘米见方的块;荸荠去皮,全部切成两半;姜切片,葱切段。将以上用料一同放入炖锅内,加入精盐,注入上汤,用旺火烧开,撇去浮沫,改用小火煲 50 分钟,至黑豆熟透即可。每日食用 1 次,每次吃兔肉 50 克,随意喝汤吃豆。

功效：补益肝肾、生津养血,适用于失眠、心悸、气血亏损、体虚无力等症。

◈ 芪枣大虾

用料:对虾 500 克,黄芪 30 克,酸枣仁 30 克,精盐、黄酒、葱段、姜片各适量。

制法：黄芪、酸枣仁熬成液。虾去须、爪,放入碗内,加入芪枣药液、精盐、料酒、葱段、姜片,蒸熟即可。

功效:补心宁神,益肾健脾。适用于阳痿早泄,失眠多梦,心悸气短,四肢无力等症。

◈ 菟丝鱼翅

用料:菟丝子粉 10 克,鱼翅 500 克,鲜蟹黄 100 克,植物油 100 毫升,精盐、鸡精、葱、姜、酱油、绍酒、花椒水、白糖、湿淀粉、高汤、香油各适量。

制法：鱼翅码入盘内。锅内放入植物油，烧至六成热时，用葱、姜、酱油炝锅，加入约200毫升高汤，拣出葱、姜。放入绍酒、花椒水、白糖、蟹黄，然后放入码好的鱼翅、菟丝子粉，盖好盖子，改用文火煨炖10分钟，再用湿淀粉勾芡，淋上香油，加入盐、鸡精，调匀后，放入盘内即成。

功效：补肾益精、养肝补血，适用于神经衰弱、精血虚损所导致的身体羸弱、腰膝酸软、遗精、阳痿等症。

◈ 墨鱼包莲肉

用料：墨鱼3尾，莲子肉10克，山药300克，火腿100克，虾100克，洋葱2个，奶油、番茄酱、面粉、调味品各适量。

制法：墨鱼去除足、肠，洗净，擦干。虾除皮去肠，横切成小薄片。火腿切碎。莲子肉放入热水中浸泡1小时，去皮，切成薄片。山药切成薄片，在加盐的开水中略煮，捣烂成泥。将适合自己口味的调味品与莲子肉、虾肉、火腿、山药泥等拌匀，塞入墨鱼肚内，将口用线缝合，外面涂上奶油，放入烤箱内烤20分钟即可。再把洋葱切成片，蘸面糊（面粉加水调匀），放在热奶油锅内略炸后取出，做作料。最后用烤熟的墨鱼、炸洋葱蘸番茄酱吃。

功效：增强精力、促进睡眠、强壮身体，适用于失眠、倦怠乏力、性功能不足等症。

◈ 山药巴戟天炖海参

用料：水发海参500克，山药25克，巴戟天25克，枸杞子25克，红枣、生姜、精盐各适量。

制法：将水发海参洗净，切成段。将山药、巴戟天、枸杞子分别洗净，将山药切成片。生姜洗净，切成片。红枣洗净，去核。将海参、山药、巴戟天、枸杞子、生姜、红枣放入锅中，加适量水，用中火炖约 4 小时，加入精盐调味即可。

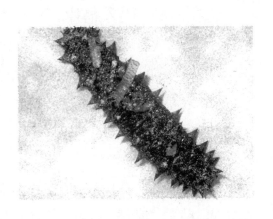

功效：益智健脑、延缓衰老、补肾益精、除湿壮阳、养血润燥、通便利尿，适用于健忘、神经衰弱等症。若有脾胃虚弱、痰多、便稀薄等症应当忌食。

◈ **枸杞子炖鳖**

用料：枸杞子 50 克，鳖 1 只，姜丝、麻油、精盐、鸡精各适量。

制法：将鳖去除内脏，洗净，与洗净的枸杞子一同放入锅内，加入适量清水，用小火煲至熟透，加入少量姜丝，麻油、精盐、鸡精少许。佐餐食用，每周吃 1 次，可常吃。

功效：滋补肝肾、安神宁志，适用于肝肾阴虚型失眠等症。

◈ **百合酿藕**

用料：山药 50 克，红枣 20 克，粗肥藕 1 节，百合 50 克，猪网油 2 张，牛奶、蜂蜜、冰糖、面粉各适量。

制法：将百合洗净、剥瓣，用清水浸泡，捞出沥干水分，切碎。山药洗净，下锅煮熟，制成泥。红枣去核、切碎。将百合、山药、红枣放入碗内，加入面粉、牛奶、蜂蜜调匀。切开藕的一端,将百合等用料填满藕孔,用牙签把切开的藕节封牢,放在砂锅里煮。煮熟后捞出,削掉藕皮,切成厚片。把猪网油洗净,一张垫在碗底,码入藕片,添加冰糖,盖上另一张猪网油,再上笼用大火蒸片刻,取出后去掉猪网油,扣在盘里即可。

功效:滋阴润肺、健脾养胃、养心安神,适用于失眠、健忘、神经衰弱、慢性胃炎、慢性肠炎、腹泻等症。

◨ 百合炒芹菜

用料:芹菜500克,新鲜百合200克,干红辣椒2个,黄酒、植物油、精盐、鸡精、白糖、葱花、生姜末各适量。

制法:芹菜摘去根和老叶,洗净后放入开水锅中焯透捞出,沥干水分,以竖刀切成几瓣,再以横刀切成3厘米长的段。将百合去掉杂质后洗净,剥成片状,备用。把干红辣椒去蒂、子后洗净,切成细丝备用。锅置火上,注油烧热,加入葱花、生姜末、辣椒丝炝锅,再倒入百合、芹菜继续煸炒,最后放入黄酒、白糖、精盐、鸡精和少量清水,翻炒几下,出锅即可。

功效:降压安神、养阴润肺、养颜美容,适用于虚火上升、心烦所导致的失眠等症。

◨ 生煸枸杞叶

用料:枸杞叶120克,冬笋20克,水发冬菇20克,植物油、白糖、精盐、鸡精各适量。

制法:枸杞叶择洗干净,待用;冬笋、冬菇切成细丝。锅置火上,加入植物油,大火烧至七成热时,再把冬笋丝、冬菇丝放入锅内略炒后,随即倒入枸杞叶,煸炒颠翻几下,最后加入精盐、鸡精、白糖略炒,即可食用。

功效：养血清热、宁神益智，适用于血虚失眠、神经衰弱、心热烦躁等症。

药膳粥谱

◆ **百合绿豆粥**

用料：百合 20 克，绿豆 25 克，大米 60 克，冰糖适量。

制法：先将绿豆、大米淘洗干净，绿豆用冷水浸泡 3 小时，大米浸泡半小时。将百合去皮，洗净。把大米、百合、绿豆放入锅中，加入约 1500 毫升冷水，先用旺火烧沸，然后转用小火熬煮至米烂豆熟，最后加入冰糖调味即可。

功效：清心、除烦、健脾，适用于中青年失眠症患者食用。

◆ **百合大枣粥**

用料：糯米 30 克，百合 9 克，红枣 10 克，白糖适量。

制法：先将百合用开水泡一下，以去除一部分苦味。糯米淘洗干净，放入锅中，加适量清水，再加入百合、红枣，用文火熬至米烂粥稠，最后加白糖适量即可食用。

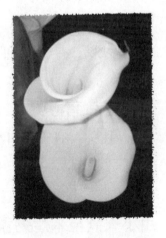

功效：清热、养阴、补血，适用于心悸、心烦的失眠症患者食用。

◆ **仙人粥**

用料：何首乌 30 克，大米 60 克，红枣 10 克，红糖适量。

制法：何首乌用砂锅煎取汁液，去渣后加入淘洗干净的大米、红枣，先用旺火烧沸，然后转用小火熬煮至粥熟，加适量红糖，再煮一二沸，趁热服食。每天服 1~2 次，连服 7~10 天为一疗程。间隔 5 天再服下一疗程。

功效：养血益肝、固精补肾、健筋骨、乌须发，适用于失眠、头晕、耳鸣、腰膝酸软、头发枯黄、须发早白等症。有溏便者不宜食用。

◈ 二仁粥

用料：柏子仁 15 克，炒酸枣仁 20 克，大米 100 克，蜂蜜适量。

制法：先将柏子仁、炒酸枣仁洗净、捣碎，然后和洗净的大米一同煮粥。待粥快熟时，加入适量蜂蜜，再煮至沸腾即可。

功效：养心安神、补益肝胆、滋养心脾，适用于失眠等症。

◈ 柏子仁猪心粥

用料：柏子仁 15 克，猪心半只，大米 50 克，精盐、葱、鸡精各适量。

制法：将柏子仁、猪心、大米分别洗净后，一同放入锅中，用小火煮至米烂粥稠，加入适量精盐、葱、鸡精调味即可。

功效：养心安神，适于心悸、失眠者食用。

◈ 远志莲子粥

用料：远志 30 克，莲子 15 克，大米 50 克。

制法：先将远志泡去心皮后晒干，与莲子一同研为粉末备用,再将大米淘洗干净,放入锅中,加适量清水,用小火煮成粥,待快熟时,加入远志和莲子粉,再煮一二沸即可。可随意食用。

功效:补中益气、益心定志、聪耳明目,适用于健忘、怔忪、失眠等症。

◈ 远志枣仁粥

用料:远志 15 克,炒酸枣仁 10 克,大米 75 克。

制法:先将大米淘洗干净,放入锅中加适量清水,加入洗净的远志、炒酸枣仁,用大火烧开,改用小火熬煮至米烂粥稠即可。可作为晚餐或夜宵食用。

功效:宁心安神、健脑益智,适用于老年人血虚所致的惊悸、失眠、健忘等症。

◈ 生地黄枣仁粥

用料:生地黄 30 克,炒酸枣仁 30 克,大米 50 克。

制法:将生地黄、炒酸枣仁洗净,放入锅中加适量清水,用小火煎出汁液,去掉渣滓,再加入大米同煮成粥。

功效:清热滋阴、宁心安神,适用于阴虚火旺引起的失眠、心烦、心悸、头晕、耳鸣等症。

◈ 枣仁小米粥

用料:小米 100 克,枣仁末 15 克,蜂蜜 30 克。

制法:将小米淘洗干净,用小火煮成粥,待快熟时,加入枣仁末,搅匀。食用时加入蜂蜜,每日服 2 次。

功效:补脾润燥、宁心安神,适用于夜寐不宁、纳食不香、大便干燥等症。

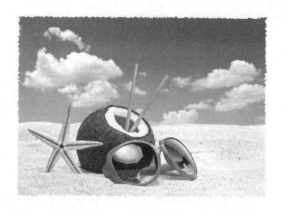

◈ 红糖小米粥

用料：小米 350 克，枸杞子 50 克，红糖 50 克。

制法：将小米淘洗干净，枸杞子用清水冲净、泡软。锅置火上，加入适量清水，再加入小米、枸杞子，用中火烧开后，改用小火熬煮，直至米烂粥稠后，加入红糖即可，须趁热食用。

功效：健脾和胃、清热解毒、益肾安神，适用于惊悸失眠、胃气不和、消化不良、呕吐反胃等症。

◈ 小米橘皮粥

用料：小米 20 克，橘皮 4 克。

制法：将小米淘洗干净，橘皮洗净，放入锅中，加水用小火熬成粥，加适量白糖，睡前半小时服用。

功效：消胃火、安心神、养肾气、益丹田、补虚损、开肠胃，适用于脾虚体弱引起的失眠、睡眠浅而短、脉多细弱等症。

◈ 小米助眠粥

用料：小米 100 克，红枣 20 克，枸杞子 10 克，炒酸枣仁 10 克。

制法：先将炒酸枣仁洗净，放入加水 1000 毫升的锅中，大火煮开后，改小火煮 20 分钟，过滤掉炒酸枣仁渣，留汤备用。将小米、红枣、枸杞子洗净，加炒酸枣仁汤锅中，大火煮开后,改小火煮 30 分钟,熄火闷 10 分钟即可食用。

功效:消胃火、安心神、养肾气、补虚损、生津液、益心智、强筋骨,适用于失眠、健忘、神经衰弱等症。

◈ 小麦仁粥

用料:小麦仁 100 克。

制法:将小麦仁淘洗干净,放入锅中,加水适量,用小火熬煮成粥,空腹食用。

功效:健脾宁心、除热止渴,适用于失眠、烦渴、气虚自汗等症。

◈ 秫米粥

用料:秫米 30 克,制半夏 10 克。

制法:先将制半夏用适量水煎取汁液,去渣,再加入秫米,用小火煮成粥,空腹食用。

功效:和胃安眠,适用于食滞不化、胃部不适而引起的失眠等症。

◈ 夜交藤粥

用料:夜交藤 60 克,大米 50 克,大枣 20 克,白糖适量。

制法:取夜交藤用温水浸泡片刻,加清水 500 毫升,煎取液汁约 300 毫升,再加入大米、白糖、大枣,加水 200 毫升,用小火煮成稠粥,熄火后加盖闷 5 分钟即可。每晚睡前 1 小时,趁热食用,连服 10 天为一疗程。

功效:养血安神、祛风通络,适用于虚烦不寐、顽固性失眠、多梦,以及风湿痹痛等症。

◈ **茯苓红枣粥**

用料：茯苓粉 30 克，大米 100 克，红枣 20 克，红糖适量。

制法：大米淘洗干净，放入锅中加适量清水煮成米粥。将红枣淘洗干净后，用文火煮烂，连水一起放入米粥内，再加入茯苓粉煮沸，放入红糖调匀即成。一天 1 剂，每日分 2 次食用。

功效：健脾补中、安神养心，适用于烦躁失眠、脾胃虚弱、腹泻等症。

◈ **葛粉玉米粥**

用料：葛粉 50 克，玉米 100 克。

制法：先将玉米淘洗干净，放入锅内，加适量清水，用大火煮沸后，改用小火煲 1 小时，再加入葛粉调匀即可食用。每天食用 1 次，须趁热吃。

功效：和胃泄热、除烦止渴，适用于肝火旺盛引起的口燥咽干、失眠烦躁等症。

◈ **五味子粥**

用料：五味子 10 克，大米 100 克。

制法：将五味子洗净，大米淘洗干净，一同放入锅内，加入适量清水，置于旺火上烧沸，撇去浮沫，最后改用文火煮 40 分钟即成。每日食用 1 次。

功效：益气生津、补肝养肾，适用于失眠、神经衰弱、津亏口渴、自汗、慢性腹泻等症。

◆ **山药芡实粥**

用料：大米、芡实、山药各 50 克，植物油、盐各适量。

制法：分别将山药、芡实、大米洗净，入锅，加水煮粥至半熟，再加入少许植物油、盐调味，煮至烂熟即可。

功效：补虚、强心、益智、抗衰、延寿，适用于气血两虚引起的健忘、失眠、羸弱、中老年健忘等症。

◆ **核桃芡实粥**

用料：大米 150 克，核桃仁 30 克，芡实 30 克，莲子 20 克，冰糖适量。

制法：先将大米淘洗干净，再放入冷水中浸泡半小时，捞出，沥干水分。

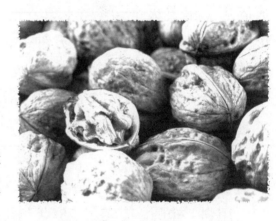

去掉芡实中的杂质，将其洗净。分别把核桃仁、莲子洗净。用冷水将莲子泡软，除去莲心。锅中加入适量冷水，再放入大米、核桃仁、芡实、莲子，先用旺火烧开，然后改为小火，煮至米烂粥稠，放入冰糖，拌匀即可食用。

功效：补中益气、开胃助食、提神益智、除湿止痛，适用于健忘、失眠、神经衰弱、腰背膝痛、肾虚等症。

◆ **茯苓芡实粥**

用料：芡实 15 克，茯苓 10 克，大米适量。

制法：先将芡实、茯苓洗净，一起放入锅中，加入适量清水，用小火熬煮至软烂，最后加入淘洗干净的大米，继续熬煮至稀烂成粥,即可食用。

功效:健脾、安神、利尿,适用于脾肾气弱、精关不固所导致的夜寐不安、小便频多、大便溏软等症。

◈ **茯苓黑米粥**

用料:茯苓 30 克,黑米 120 克,冰糖适量。

制法:先将茯苓研成细粉,再将黑米淘洗干净,把冰糖打成碎屑。锅置火上,将黑米放入锅内,加 600 毫升水,先用大火煮沸,再改用小火煮 30 分钟,加入茯苓粉、冰糖屑,再煮至沸腾即可食用。每日食用 1 次,连吃 10 天。

功效:健脾和胃、宁心安神,适用于失眠、脾胃虚弱、心神不安等症。虚寒精滑者忌服。

◈ **桂圆芡实枣仁粥**

用料:桂圆、芡实各 25 克,糯米 100 克,酸枣仁、蜂蜜各 20 克。

制法:把糯米、芡实分别洗净,放入锅中加适量清水,加入桂圆,用大火烧开,改用小火煮 25 分钟,再加入酸枣仁,煮 20 分钟。食用前调入蜂蜜,分早晚两次食用。

功效:健脑益智、益肾固精,适用于老年人失眠、神经衰弱、智力衰退、肝肾虚亏等症。

◈ **桂圆芡实莲子粥**

用料:桂圆肉、芡实各 15 克,大米 100 克,去心莲子 6 克,白糖适量。

制法:先将芡实煮熟去壳,捣碎成米粒状。大米淘洗干

净,放入锅中,加入莲子、桂圆肉、芡实及适量清水,用小火熬煮成粥后,加入白糖调味。

功效:补中益气、滋养镇静、补脾止泻,适用于失眠、神经衰弱等症。

◈ **莲子酸枣仁粥**

用料:莲子 30 克,炒酸枣仁 15 克,红枣 5 克,大米 100 克。

制法:将莲子、炒酸枣仁淘洗干净后,一同捣碎,研为粉末。分别将红枣、大米洗净,放入锅中,加入清水,用大火烧开,再改用小火煮成粥。待粥快熟时,加入莲子与炒酸枣仁粉末,可经常食用。

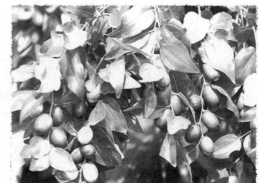

功效:健脑益智、养血补虚,适用于神经衰弱、失眠和健忘等症。

◈ **柴胡决明子粥**

用料:决明子 20 克,柴胡、菊花、冰糖各 15 克,大米 100 克。

制法:先将决明子、柴胡、菊花一起用水煎,去渣取汁,然后与淘洗干净的大米一同煮粥。待粥熟时,加入冰糖煮至溶化。每日 1 剂,分 2 次服用。

功效:舒心疏肝、利水通便,适用于肝郁化火型更年期综合征,常见失眠、多梦,性情急躁易怒、不思饮食、口渴喜饮、目赤口苦、小便黄赤、大便秘结等症。

◈ **竹沥粥**

用料：竹沥水 150 毫升,小米 50 克。

制法：取长约 65 厘米的鲜竹沥,劈开两端,去节,以火烤中间,流出的汁液即竹沥水。把小米淘洗干净,与竹沥水一同放入锅中,用大火烧开,再改为小火煮至小米烂熟即可。每日服用 2 ~ 3 次。

功效：清热、化痰、开窍,适用于痰热内扰型失眠等症。

◈ **枸杞子艾草粥**

用料：稻米 100 克,枸杞 20 克,艾草 10 克,蜂蜜适量。

制法：把大米淘洗干净,在清水中浸泡 2 小时。枸杞子洗净,在温水中泡软,捞出备用(泡枸杞子的水不要倒掉,放入锅里用来熬粥,可以使粥更香甜)。新鲜艾草洗净,切碎。把大米放入锅中,加适量水烧开,再加入枸杞子和艾草,用小火熬成粥,最后放入蜂蜜即可。

功效：散寒除湿、温经止血、镇静安神、补中益气、健脾养胃,适用于治疗虚寒之症引起的失眠、感冒等症。

◈ **山莲葡萄干粥**

用料：山药、莲子、葡萄干各 50 克,白糖适量。

制法：将山药洗净,切成片。莲子肉、葡萄干洗净,与山药片一同放入锅中,用大火煮开后,改用小火熬成粥,加入白糖即可食用。

功效：降血压、强心安神、滋养补益,适用于失眠、多梦、健忘、睡眠不安、脾虚泻痢等症。

◈ **龙胆草粥**

用料：龙胆草 10 克，竹叶 20 克，大米 100 克。

制法：将龙胆草、竹叶洗净后，用水煎取汁液，去渣后再加入大米同煮成粥即可。

功效：降火、清心除烦，适用于肝郁化火引起的失眠兼急躁易怒、目赤口苦、大便秘结等症。

◈ **薏苡仁莲子粥**

用料：薏苡仁 30 克，莲子肉 30 克，冰糖适量，桂花少许。

制法：先将薏苡仁洗净，放入锅中，加入适量清水，用小火熬煮至快熟时，加入莲子肉，继续熬煮至稀烂成粥，最后再加入冰糖、桂花，即可食用。

功效：健脾、安神、祛湿，适用于脾胃虚弱、湿热上蒸所导致的失眠、心悸、饮食不佳、大便溏软等症。

◈ **莲子大米粥**

用料：莲子心 30 克，大米 30 克。

制法：将莲子心洗净晾干，研成粉末，与淘洗干净的大米一同放入锅中，加水，用小火熬煮成粥，空腹食用。

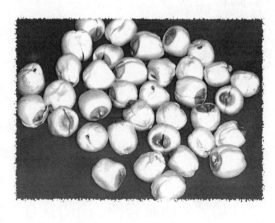

功效：健脾益气、宁神益智、补精益气，适用于失眠、心悸、乏力、心神不宁、心脾气虚等症。

◉ **莲子糯米粥**

用料：糯米 50 克，山药 25 克，莲子 20 克，红枣 20 克，白糖适量。

制法：将糯米淘洗干净，放入锅中，加入适量清水。分别将莲子、山药、红枣洗净，倒入锅中，与糯米同煮，至粥快熟时，加入白糖，调匀即可。每日早晚食用。

功效：健脾止泻、益气养心、固肾益精，适用于脾虚气弱、夜寐多梦、心神不宁、体倦无力等症。

◉ **糯米百合粥**

用料：百合 60 克，糯米 30 克，红糖适量。

制法：糯米淘洗干净，再与洗净的百合一同放入锅中，加适量清水，用大火煮开后，再改用小火熬煮成粥。待粥煮熟后，加入适量红糖即可。

功效：补中益气、健脾养胃、养心安神，适用于心烦不眠、胃脘疼痛等症。

◉ **糯米桑椹粥**

用料：新鲜桑椹 30 克，糯米 50 克，冰糖适量。

制法：把新鲜桑椹洗净，去掉长柄。糯米淘洗干净，和桑椹一起放入砂锅内，加入适量清水，用小火熬煮至米烂粥稠即可。每日早晨空腹温热服用。

功效：补血安神、滋阴益肾、补肝明目，适用于气血不足引起的失眠、头晕、耳鸣、视力减退、贫血、神经衰弱等症。

◈ 百合粉粥

用料：干百合 30 克，大米 60 克，冰糖适量。

制法：将干百合研成粉末，与淘洗干净的大米一同放入锅中，加入适量水，用大火煮沸，再改用小火熬煮至大米烂熟，加入适量冰糖调味即可。可做早餐食用。

功效：养心安神、润肺止咳，适用于夜寐不安、神经衰弱、汗出烦热、精神恍惚、肺燥干咳等症。

◈ 桂莲山药粥

用料：莲子肉、桂圆肉、大米各 30 克，百合、山药各 20 克，大枣 15 克。

制法：莲子洗净、煮熟，去壳取莲子肉。桂圆去壳。百合洗净，用水浸泡。山药、大枣洗净，将大枣去核。大米淘洗干净，与上述用料一同放入锅中，加适量清水，用小火熬煮至米烂粥稠即可。每日早晨空腹温热服用。

功效：养心安神，适用于失眠、多梦、心悸、食少等症。

◈ 山药蛋黄粥

用料：山药 30 克，2 个鸡蛋的蛋黄，大米 120 克。

制法：将山药洗净、蒸熟，切碎备用。大米淘洗干净，放入锅中，加入适量清水，再加入山药同煮，待快煮熟时，加入打散的鸡蛋黄，搅匀即可食用。

功效：养心安神、补脾养阴，适用于心烦失眠、手足心热、心悸不宁等症。

◆ 鸡丝养心粥

用料：粳米100克，鸡肉150克，草果15克，枸杞子10克，精盐适量。

制法：先将粳米淘洗干净，用冷水浸泡半小时。将鸡肉洗净切丝。枸杞子洗净，用温开水泡软备用。再将粳米与草果放入锅中，加入约1000毫升冷水，先用旺火煮沸，搅拌几下，然后加入鸡丝，用小火慢煮，待粥再滚时，加入枸杞子、精盐，再稍焖片刻，即可盛起食用。

功效：补虚养身、宁身安神。适用于神经衰弱、失眠等症。

药膳汤羹谱

◆ 核桃枸杞山楂汤

用料：核桃仁50克，枸杞子30克，山楂30克，菊花12克，白糖适量。

制法：核桃仁洗净后，加少许水磨成浆汁，倒入瓷盆中，加清水稀释、调匀。枸杞子、山楂、菊花洗净后，用水煎两次，去渣取汁，再同核桃仁浆汁一起倒入锅内，加白糖搅匀，置火上烧至微沸即可。代茶常饮，连服3～4周。

功效：补肾活血、益脑安神，适用于肾精亏虚引起的健忘、失眠、心悸、耳鸣眼花、腰膝酸软、夜尿频多等症。

◆ 姜枣三香汤

用料：生姜50克，大枣250克，茴香200克，沉香、丁香各25克，精盐适量。

制法：将生姜、大枣、茴香、沉香、丁香一起捣为细末，加入精盐,和匀备用。每日清晨,用开水泡 10 克,当早茶饮用。

功效:滋阴润燥、益气补中,适用于热病津液亏虚所导致的心烦、失眠、口干舌燥等症。

◈ 三宝猪肉汤

用料:百合 100 克,莲子 100 克,红枣 20 克,猪肉 500 克,蜂蜜、冰糖各适量。

制法:将莲子洗净,去皮、心。猪肉洗净,切成块。锅置火上,倒入清水,将猪肉、莲子一同放入锅中,用小火焖煮 30 分钟,加入洗净的百合、红枣,煮至酥烂后,放入蜂蜜、冰糖,待其溶化后即可食用。

功效:补虚安神、清热润燥、健脾滋阴,适用于失眠等症。

◈ 天麻鲤鱼汤

用料:天麻 25 克,川芎 10 克,茯苓 10 克,鲜鲤鱼 1 条(约 1000 克),姜、葱各适量。

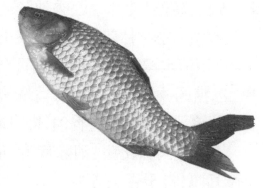

制法:将川芎、茯苓洗净,分别切片,与天麻一同放入两次淘米的泔水中,浸泡 4~6 小时。捞出天麻,置于米饭上蒸透,切片,再将天麻片与川芎、茯苓一起放入洗净的鱼腹中,置于盆内,加入姜、葱,蒸 30 分钟,按常规做法调味羹汤,浇在鱼身上即可。

功效:平肝宁神、活血止痛,适用于头痛、失眠、心烦等症。

◈ 郁金汤

用料：郁金、素馨花、合欢花、丹参各 10 克，瘦猪肉 100 克，大枣 10 克，陈皮 3 克，生姜 10 克，精盐适量。

制法：将瘦猪肉洗净，切成小块。郁金、素馨花、合欢花、丹参、大枣洗净备用。生姜拍烂，陈皮浸泡去白。将全部用料放入锅内，加适量水，用文火煮 1.5 小时，加盐调匀即可食用。

功效：疏肝行气、解郁安神，适用于肝郁气滞引起的失眠、肝胁胀痛、恶心、口苦、心烦、抑郁寡欢、小便色黄、舌淡红、苔薄白、脉弦等症。

◈ 甘蓝宁心汤

用料：甘蓝 150 克，百合干、莲子肉各 20 克，红枣、冰糖各 15 克，葱丝、姜片、盐、香油各适量。

制法：先将甘蓝洗净，切成小块。百合干、莲子肉、红枣洗净，用清水浸泡 1 小时。把百合干、莲子肉、红枣、葱丝、姜片、冰糖同放入锅内，加入适量清水，煮沸至熟软时，再加入甘蓝块煮沸，最后淋上香油，即可吃菜饮汤。

功效：润肺化痰、消除疲劳，适用于郁烦失眠、体虚乏力、头晕耳鸣、口干舌燥等症。

◈ 竹荪红螺汤

用料：红螺肉 200 克，竹荪 60 克，豌豆苗 50 克，料酒、精盐、鸡精、葱段各适量。

制法：将竹荪用清水泡软，洗去泥沙，切去两头，再用清水漂洗成白色时捞出，切成段。豌豆苗去掉杂质，洗净。红螺肉洗净切片,放入沸水锅中焯透捞出。锅置火上,加入清水,放入竹荪、料酒、精盐、螺片,煮开后放入豆苗、葱段,略煮片刻,加入鸡精即可。每周食用1~2剂,分数次服用,用量不限。

功效:养肝明目、温中补肾,适用于脾胃虚弱、神经衰弱、视物不清等症。

◈ 磁石猪肾汤

用料:磁石40克,猪肾1个。

制法:将磁石放入砂锅内,用水煎40分钟,去渣取汁,将药汁与洗净的猪肾同煮1小时即可。每晚睡前温服。

功效:滋肾、平肝、宁神,适用于阴虚火旺型失眠等症。

◈ 猪心三七汤

用料:猪心1个,三七、蜂蜜各30克。

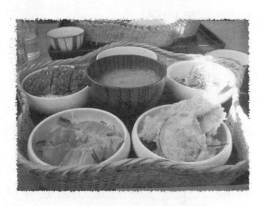

制法:将猪心洗净,与三七共煮。待猪心熟后,加入蜂蜜,吃肉饮汤。

功效:益气养血、强身健体,适用于失眠、健忘等症。

◈ 猪心丹黄汤

用料:猪心500克,丹参12克,黄芪15克,姜适量。

制法:先将猪心剖开,去掉薄膜、油脂,冲洗干净,放入锅中,加入黄芪、丹参,加入适量清水,用慢火炖3~4小时,最后加入生姜调味,即可饮用。

功效:泄火气、补虚劳、解火毒、止疼痛,适用于神经衰弱等症。

◈ 竹精羊心汤

用料：羊心 300 克，玉竹 15 克，黄精 15 克，精盐、胡椒粉各适量。

制法：将玉竹、黄精洗净，润透切片；羊心洗净，除去筋膜后切薄片。锅置火上，加入适量清水，再加入羊心、玉竹、黄精、精盐，中火煮至羊心烂熟后，撒入胡椒粉调味即可。

功效：补气养阴，健脾、润肺、益肾。适用于脾胃虚弱、肺虚燥咳、失眠心悸、神经衰弱等症。

◈ 猪心枣仁汤

用料：猪心 1 个，酸枣仁、茯苓各 15 克，远志 5 克。

制法：猪心切成两半，洗净，放入锅内，然后把洗干净的酸枣仁、茯苓、远志一同放入，加入适量水，大火烧沸后，撇去浮沫，改用小火炖至猪心熟透后即可。每日 1 剂，吃猪心喝汤。

功效：补血养心、益肝宁神，适用于心肝血虚引起的心悸不宁、失眠多梦、记忆力减退等症。

◈ 蚕豆榨菜汤

用料：蚕豆 250 克，虾仁 50 克，榨菜 25 克，香油、精盐、鸡精各适量。

制法：蚕豆泡发，去皮。榨菜洗净，切成薄片。锅置火上，加入适量清水、虾仁、蚕豆，大火煮沸后，改小火煮至蚕豆酥烂，加入榨菜片、精盐，稍煮片刻后加鸡精、香油即可。

功效：健脾、利湿、益智健脑、除水肿。适用于健忘症。

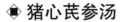

◈ 猪心芪参汤

用料：猪心 1 个，党参 15 克，丹参 10 克，黄芪 10 克。

制法：分别将党参、丹参、黄芪洗净，切成薄片，用纱布包好，与猪心一起放入锅内，加入适量清水，用小火炖至烂熟，吃肉喝汤。

功效：安神、益气、养血，适用于气虚血瘀引起的失眠、多梦、心悸等症。

◈ 黄芪猴头汤

用料：猴头菌 150 克，黄芪 30 克，嫩鸡肉 250 克，小白菜 100 克，清汤 500 毫升，姜、葱、精盐、胡椒面、绍酒各适量。

制法：猴头菌洗净，用温水发好后，再去掉底部的木质部分，切成片，发猴头菌的水用纱布过滤后备用。将鸡肉洗净，切成条形待用。黄芪擦净后，切成薄片。把葱切段，姜切丝，小白菜洗净，备用。锅置火上烧热，倒入清汤、姜、葱、精盐，用大火烧沸，再改用小火炖 1 小时，倒入猴头菌，再煮半小时，撒上胡椒面，拌匀。将鸡块捞出，放入碗底，再捞出猴头菌，盖在上面。最后在汤中下入小白菜，略煮，放入碗内即可。

功效：益气养血、补脑安神，适用于气血两亏引起的失眠、头晕、健忘、心悸、神经衰弱、体虚、贫血等症。

◈ 绞股蓝红枣汤

用料：绞股蓝 15 克，红枣适量。

制法：将绞股蓝、红枣分别洗净，放入锅中，加入适量水，用小火煮 20 分钟即可。每日 1 剂，吃枣喝汤。

失眠与健忘症的治疗与调养

功效：健脑益智、镇静安神，适用于失眠、健忘、食欲不振、神疲乏力、夜尿频多等症。

◈ 枸杞子红枣山药狗肉汤

用料：枸杞子 30 克，红枣 30 克，山药 30 克，狗肉 1 千克，黄酒 2 匙，姜片、葱段、精盐、鸡精、胡椒粉各适量。

制法：先将狗肉洗净，切成小块，与葱段、姜片一同放入热油锅中炒 3 分钟，洒些黄酒。加入枸杞子、山药、红枣、精盐，再加入适量清水，用小火慢炖 2 小时，至肉烂离火，拣出葱、姜，加入胡椒面、鸡精即可食用。每日食用 2 次，每次 1 小碗，2～3 日内吃完；也可以佐餐食用，连吃 7～10 天。

功效：清热化痰、消食下气、安神镇静、增加睡眠、增强记忆，久服可令人耳聪目明，延年益寿，适用于健忘、失眠、心悸、耳鸣眼花、腰膝酸软、夜尿频多等症。

◈ 三七党参黄芪炖鸡汤

用料：党参 30 克，黄芪 30 克，三七 10 克，酸枣仁 20 克，鸡 1 只，精盐、鸡精各适量。

制法：鸡宰杀，去毛和内脏后，洗净，切成小块，与党参、黄芪、三七、酸枣仁一同入锅，加入适量清水，用小火慢炖 1～3 小时后，再依次加精盐、鸡精调味即可。吃肉喝汤，可分顿食用。每日吃 1 次，连服 10～15 天。

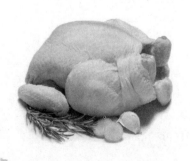

功效：活血化痰、醒神开窍，适用于淤痰交阻引起的健忘、失眠、头重、头痛、困倦嗜睡、手足麻木、乏

失眠与健忘症的治疗与调养

力、胸闷痰多、恶心欲呕等症。

◈ 天麻山楂荷叶排骨汤

用料：天麻 15 克，山楂 15 克，荷叶半张，排骨 500 克，精盐、鸡精各适量。

制法：山楂洗净、切丝，天麻洗净后切成薄片，荷叶洗净后撕成细丝，排骨斩成小块。将天麻、山楂、荷叶、排骨一同放入砂锅内，用小火炖 1~2 小时。待炖至肉烂脱骨时，加入适量精盐、鸡精，调味后即可食用，每日食用 1 次。

功效：镇定安神、清心通肾、固精补气、补血止血、养发养颜，适用于失眠、健忘、眩晕、头痛、风湿麻痹等症。

◈ 芡实莲子汤

用料：芡实 20 克，莲子 40 克。

制法：将芡实洗净，用清水浸泡半小时；将莲子洗净，用温水泡 1 小时。将芡实与莲子一同放入锅中，加适量水，用小火炖 1 小时后，加入白糖 1 匙，再炖 1 小时，直至芡实、莲子酥烂，即可食用。

功效：补心益肾、安神止泻，适用于心胆气虚型失眠等症，对伴有遗精泄泻者尤为适用。

◈ 南瓜百合汤

用料：南瓜 300 克，百合 25 克，枸杞子 15 克，冰糖 30 克。

制法：先将南瓜去皮，切成小块，然后放入锅中。把百合洗净，

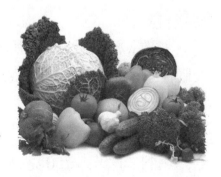

分成若干瓣,带皮放入锅中,再放入少许枸杞子和冰糖,加入适量清水,煮开即可食用。

功效:补中益气、宽肠通便、轻身健体、美容养颜,适用于失眠、夏日厌食等症。

◆ 合欢花猪肝瘦肉汤

用料:猪肝 60 克,瘦猪肉 60 克,合欢花 30 克,精盐适量。

制法:将合欢花用水浸泡,洗净。猪肝、瘦肉洗净,切片,用精盐拌匀。把合欢花放入锅内,加适量清水,用小火煮沸 10 分钟,放入猪肝、瘦肉,再煮至沸腾,加入适量精盐调味即可。

功效:养肝舒肝、解郁安神,适用于肝气郁结引起的失眠、神经衰弱、情绪低下等症。

◆ 红枣党参牛肉汤

用料:牛肉 250 克,党参 50 克,红枣 30 克,姜、精盐各适量。

制法:将红枣洗净、去核;将姜洗净、去皮,切成薄片;将牛肉和党参分别洗净。锅中加入适量清水,大火煮沸后,将以上用料一同放入锅中,改用中火煮约 3 小时,加入少许精盐调味即可。

功效:补中益气、健脾和胃、养心安神、强壮身体,适用于失眠、健忘、疲倦无力、食欲不振等症。

◆ 红枣桂圆羊肉汤

用料:羊腿肉 750 克,桂圆肉 30 克,党参 15 克,红枣 15 克,植物油、姜片、精盐各适量。

制法：羊腿肉洗净，切成小块；桂圆肉、党参分别洗净，备用；红枣洗净、去核。锅置火上，注入少许植物油，待油热后，放入姜片炝锅，将羊腿肉、桂圆肉、党参、红枣一同放入锅内，再倒入适量清水，用大火煮开后，改为小火煮 3 小时即可。

功效：健脾补气、养心安神、强壮身体，适用于体寒脾虚所导致的失眠、疲倦无力、形体羸弱等症。外感发热、阴虚火旺者不宜食用。

◈ 枸杞子黑枣鸽蛋汤

用料：鸽蛋 80 克，枸杞子 15 克，黑枣 50 克，白糖适量。

制法：将枸杞子、黑枣洗净。鸽蛋煮熟去壳。所有用料一起放入锅内，加适量清水，用大火煮沸后，改用小火煮 20 分钟，加适量白糖，再煮沸即可。

功效：益气血、润脏腑，适于气血不足所导致的神经衰弱者饮用，症见心悸失眠、多梦健忘、面色发黄、口干舌燥、精神不振、头晕眼花等。脾虚湿盛引起的神经衰弱者不宜饮用。

◈ 百合鲫鱼汤

用料：鲫鱼 1000 克，百合 200 克，花生油 500 毫升，盐、胡椒粉各适量。

制法：将百合去掉杂质，在清水中浸泡半小时。鲫鱼去鳞、鳃、内脏，放入油锅内炸熟，捞出。锅内留底油，加入适量开水、精盐。将鱼、百合、鱼汤一同放入锅中煮至烂熟，撒胡椒粉调味即可。

功效：益气健脾、清热利尿、清热解毒、滋阴润肺、清心安神,适用于失眠、多梦、神志恍惚、虚烦、惊悸、虚热、虚咳、虚肿或肺阴虚、肺燥、干咳等症。

◈ 百合鸡蛋黄汤

用料:鸡蛋 150 克,百合 30 克,白糖适量。

制法:

① 将百合洗净,备用。鸡蛋打入碗中,去掉蛋白,留下蛋黄。

② 把百合放入锅内,加适量清水,用大火煮沸后,改用文火煮半小时,放入蛋黄拌匀煮熟,加入白糖,再煮至沸腾即可。

功效:滋润肺胃、清心安神,适用于阴虚内热引起的神经衰弱,症见虚烦失眠、心神不宁、沉默少言、食少疲乏等。神经衰弱有外感、实邪者不宜饮用。

◈ 桂圆莲子羹

用料:桂圆肉、莲子、百合、冰糖各 20 克。

制法:用开水浸泡莲子,脱去上面的薄皮。将百合洗净,用开水浸泡。将桂圆肉、莲子、百合、冰糖一同放入大碗中,加适量水蒸熟即可。可早晚服用或当点心食用。

功效:补益心脾,对失眠症有一定的疗效。

◈ 银耳参羹

用料:银耳 15 克,太子参 5 克,冰糖适量。

制法:将银耳泡发,去掉杂质、洗净,与洗净的太子参一同放入砂锅中,加适量清水,先用旺火煮沸,再改用小火炖至银耳烂熟,加冰糖调味即可。

功效:益气、养阴、润肺、补脾,适用于失眠、心悸等症。

◈ 银耳百合羹

用料:银耳 20 克, 莲子 150 克, 百合 20 克, 枸杞子 15 克, 冰糖 100 克。

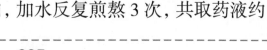

制法:

① 干银耳去除杂质后, 撕成小块, 放入碗中用清水浸泡一天, 备用。

② 将百合洗净, 去蒂, 掰成瓣。将莲子芯去掉, 与枸杞子一同洗净, 备用。

③ 锅中放入适量清水, 放入银耳、莲子, 用大火煮半小时, 加入枸杞子、百合、冰糖, 用大火继续煮半小时, 改为小火煮至银耳彻底烂熟、汁液浓稠即可。

功效:补脾和胃、益肾固精、益心健脑、清心安神,适用于失眠、健忘、心悸、多梦、神经衰弱等症。

◈ 清脑羹

用料:银耳 10 克,炙杜仲 10 克,冰糖 50 克。

制法:

① 银耳用温水浸泡 30 分钟, 去掉杂质、蒂头, 洗净泥沙, 撕成片。将冰糖放入锅内,加少许水使其溶化后,加热熬至微黄色,滤去渣待用。

② 将炙杜仲放入锅内, 加水反复煎熬 3 次, 共取药液约

失眠与健忘症的治疗与调养

1000 毫升。药液倒入锅内,加银耳和适量清水,用大火烧沸,再用小火熬煮 3～4 小时,使银耳烂熟,再倒入冰糖溶液。

功效:具有补肝肾、壮腰膝、益脑安神等功效,适用于肝肾阴虚所导致的失眠、头昏、头痛、腰膝酸软等症。

◈ 猪脑毛豆羹

用料:猪脑 50 克,毛豆角 400 克,天麻 12 克,黄酒 10 克,精盐、鸡精、湿淀粉各适量。

制法:

① 把毛豆角去皮,取出青豆洗净,磨成汁。猪脑去血筋,洗净,切成四瓣。天麻洗净、剁细,用热水发好。

② 锅置火上,加清水、天麻,煮沸几次,加毛豆浆汁、猪脑,烧开后,加黄酒、精盐、鸡精,用湿淀粉勾薄芡即可。佐餐食用,每日服用 1 剂,4 天为一个疗程。

功效:益气血、补脑髓,适用于失眠、健忘等症。

◈ 山药奶肉羹

用料:羊肉 500 克,生姜 25 克,山药 100 克,牛奶 300 克,精盐适量。

制法:

① 把羊肉洗净,切成小块。把生姜洗净,切片。

② 将生姜片与羊肉一起放入锅中,加适量水,用大火煮沸后,改以小火炖至羊肉烂熟。每次取羊肉及汤一碗,加入去皮、洗净、切片的生山药同煮。煮至山药熟,加入牛奶及精盐少许,待煮沸后,出锅放温即可。

功效:温中补虚、益精补气、聪耳明目、长志安神,适用于失眠、虚劳体弱、肢冷、倦怠、气短、烦热等症。

营养蜜汁

◈ 蜜汁芡实

用料：芡实 150 克，冰糖 50 克，红枣 6 克，清水 500 克，蜂蜜适量。

制法：

① 先将红枣去核，切成小粒。芡实洗净，去掉杂质，用热水浸泡 2 小时后，和水一同倒入锅中，用中火煮软后，改用小火续煮 1 小时后，加入红枣粒、冰糖，再煮 30 分钟即可食用。

② 食用时可以加入适量的蜂蜜，以增香味。

功效：益肾固精、健脾止泻、养血安神，适用于失眠、健忘等症。

◈ 桑椹蜜膏

用料：鲜桑椹 1000 克，蜂蜜 300 克。

制法：将桑椹洗净，加适量水煎煮，每半小时取 1 次汁液，然后加水再煎，共取 2 次汁液，将其合并后，以小火煎熬至较黏稠时，加入蜂蜜至沸腾后停火，待冷却后装瓶备用。每次取 1 汤匙，以沸水冲调饮用，每日服用 2 次。

功效：滋补肝肾、聪耳明目、安神解酒、利水消肿、养血乌发，适用于失眠、健忘、目暗、耳鸣、烦渴、便秘及须发早白等症。

◈ **柿饼红枣桂圆蜜饯**

用料:柿饼 100 克,红枣 30 克,桂圆肉 15 克,党参 25 克,黄芪 25 克,山药 30 克,莲子 25 克,陈皮 10 克,蜂蜜、红糖各适量。

制法:

① 将柿饼切成四瓣;莲子去皮、心;党参、黄芪捣碎;鲜山药去皮、切片。

② 将上述原料装入瓷罐中,加入适量红糖、蜂蜜和少量水,上锅用文火隔水蒸 2～3 小时。若有汤汁,再用文火煎熬,使其浓缩至蜜饯状,晾凉后即可食用。

③ 每日食用 2～3 次,每次 1～2 匙。

功效:益气健脾、养心安神,适用于心脾两虚引起的健忘、失眠、多梦易醒、神疲肢倦、头晕眼花、心悸、心慌、食少腹胀等症。

◈ **桂圆百合**

用料:桂圆 100 克,百合 250 克,白糖适量。

制法:

① 将桂圆去壳、核,取出肉。百合剥去老皮,掰下鳞片,撕掉筋皮,在凉水中泡 20 分钟,放入开水锅内稍烫,再捞出放入凉水中。

② 将桂圆肉和百合放入碗中,加入白糖,注入适量清水,搅匀,上笼蒸 20 分钟即可。

③ 每日 1 剂,分 2 次服用。

功效:宁心安神、补中益气、养血滋阴、滋补强壮,适用于健忘怔忪、虚烦不眠、思虑过多、劳伤心脾、自汗惊悸、肺燥干咳、神志恍惚等症,常服可以起到延年益寿的作用。

◈ 八宝百合

用料:百合500克,莲子25克,红绿丝20克,葡萄干20克,红枣20克,桃仁15克,杏脯10克,猪板油50克,白砂糖100克,熟猪油25克,淀粉适量。

制法:

① 猪板油去皮,切成条状。红枣洗净,去核,切成小丁。杏脯、桃仁切成小丁。百合去尖,顺长切成块,用水洗净。

② 取一只碗,将熟猪油抹在碗中,摆入猪板油,再将上述八宝放入碗中,百合块压在最上面,上笼蒸至烂熟取出,翻扣在盘中。

③ 炒锅置火上,加入清水,放入白糖,待水烧开后,用湿淀粉勾芡,浇在盘中即可。

功效:降低血压、强心安神、滋养补益,适用于心烦气浮所导致的失眠、健忘等症。

调养茶饮

◈ 豆麦茶

用料:黑豆30克,浮小麦30克,莲子7个,黑枣10克。

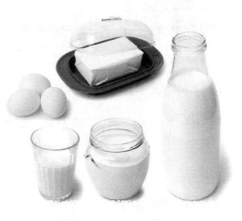

制法:将黑豆、浮小麦、莲子、黑枣洗净,放入砂锅中,加水煎汤,去渣取汁,代茶饮。

功效：健脾养心、养血安神，适用于虚烦不眠、夜寐盗汗、神疲乏力、记忆力减退、健忘等症。

◈ 安神茶

用料：龙齿 9 克，石菖蒲 3 克。

制法：将龙齿加水煎煮 10 分钟，再加入石菖蒲同煎 15 分钟，去渣取汁，代茶饮，每日 1～2 剂。

功效：宁心安神、补心益胆，适用于心神不安、失眠、心悸等症。

◈ 莲心甘草茶

用料：莲子心 2 克，生甘草 3 克。

制法：将莲子心、生甘草放入茶杯中，用沸水冲泡后，加盖焖 10 分钟，代茶频饮。

功效：清心火、除烦躁，适用于心火内积所导致的烦躁不眠等症。

◈ 莲心枣仁茶

用料：莲子心 5 克，酸枣仁 10 克。

制法：将莲子心、酸枣仁放入茶杯中，用沸水冲泡，加盖焖 10 分钟，晚饭后代茶饮。

功效：宁心安神，适用于心火亢盛型失眠症。

◈ 桑椹茶

用料：桑椹 15 克。

制法：将桑椹放入砂锅中，加水煎汤，去渣取汁，代茶饮。

功效：滋阴补肾、清心降火，适用于失眠、健忘、心悸等症。

◈ 桂圆洋参茶

用料：桂圆肉 30 克，西洋参 6 克，白糖适量。

制法：将人参浸润切片，桂圆肉去杂质洗净，一同放入盆内，加入白糖，再加入适量水，置于沸水锅中，蒸 40 分钟，代茶饮用，每日 1 剂。

功效：养心血、宁心神，适用于失眠、健忘、心悸、气短等症。

◈ 花生叶茶

用料：花生叶适量。

制法：将花生叶洗净、晒干，揉碎成粗末，每次取 10 克，放入茶杯中，用沸水冲泡，代茶频饮。

功效：宁心安神，适用于心神不宁所导致的失眠等症。

◈ 合欢花茶

用料：合欢花 15 克。

制法：合欢花放入茶杯中，用沸水冲泡后，加盖焖 10 分钟，代茶频饮。

功效：舒郁、理气、安神，适用于失眠、健忘等症。

◈ 百麦安神茶

用料：小麦、百合各 25 克，莲子肉、首乌藤各 15 克，大枣

20 克,甘草 6 克。

制法:把小麦、百合、莲子肉、首乌藤、大枣、甘草分别洗净,用冷水浸泡半小时,倒入锅内,加水 750 毫升,用大火烧开后,改用小火煮 30 分钟。滤出汁,存入暖瓶内,随时饮用。

功效:益气养阴、清热安神,适用于失眠多梦、神志不宁、心烦易躁、心悸气短、多汗等症。

◈ 冰糖女贞茶

用料:女贞子、花生仁、红花各 15 克,冰糖 30 克。

制法:将女贞子洗净、研碎,加入花生仁、红花、冰糖及清水,用小火煎取汁。平时代茶饮用,吃花生仁。

功效:生血养气、滋润皮肤,适用于体虚引起的失眠、神疲、面色无光等症。

◈ 柏子枣仁蜂蜜茶

用料:柏子仁、五味子各 9 克,炒枣仁 15 克,蜂蜜 30 克。

制法:将柏子仁、五味子、炒枣仁一同放入壶中,用开水冲泡,饮用前调入蜂蜜即可。

功效:安神宁心、补脑益智。长期饮用,具有增强记忆力、改善健忘症的作用。

◈ 葱香柚皮汤

用料:新鲜柚子皮 1 个,葱 2 根,植物油、精盐各适量。

制法:取新鲜柚子皮放于炭火上,将柚子皮的黄棕色表皮烧焦刮去,放入清水中浸泡 1 天,除其苦味,然后切块,放入水中煮。快熟时,加入切碎的葱、植物油、盐调味。每日分 2

次饮用。

功效：解郁下气、化痰止咳,适用于失眠、神经衰弱等症。

◆ **仙人掌茶**

用料：仙人掌 50 克,白糖适量。

制法：先去掉仙人掌上的刺,再将仙人掌捣烂取汁,用滚开水冲开后,加入白糖调匀,即可服用。每日 2 次,连服数日。

功效：行气活血、清热解毒、消肿止痛、健脾止泻、安神利尿,适用于失眠、心悸、肾炎、糖尿病、动脉硬化、高血压等症。

安神药酒

◆ **桂花延寿酒**

用料：桂花 120 克, 桂圆肉、白糖各 500 克, 白酒 5000 毫升。

制法：

① 将桂花、桂圆肉、白糖一同放入白酒中,密封 1 年以上(时间越久越好)。饮用时,每日 1 次,每次饮 50 毫升。

② 酒喝光后,取桂圆肉分多次嚼食。

功效：补血养心、健脾益气,适用于思虑过度、劳伤心脾引起的失眠、心悸不宁、健忘、多梦等症。

◆ **核桃仁红枣酒**

用料：核桃仁、红枣各 60 克, 杏花 30 克, 酥油、白蜜各 30 毫升,白酒 1500 毫升。

制法：

① 先将白蜜、酥油化开，倒入白酒和匀。再将核桃仁、红枣、杏花研碎后，放入酒中，密封。待浸泡 21 天后，即可饮用。

② 每次服 15 毫升，每日 2 次。

功效：补肾固精、温肺定喘、养胃健脾、益血壮身、益气生津。适用于健忘等症。阴虚火旺者忌服。

◈ **桂圆酒**

用料：桂圆肉 200 克，60° 白酒 400 毫升。

制法：将桂圆肉、白酒装于容器内，密封，每日摇动 1 次，半个月后饮用。每日饮 2 次，每次 10～20 毫升。

功效：补血安神、健脑益智、补养心脾。适用于失眠、健忘、老弱体虚等症。内有痰火及湿滞者忌服。

◈ **桑椹桂圆酒**

用料：桑椹、桂圆肉各 120 克，烧酒 5000 毫升。

制法：将桑椹、桂圆肉放入烧酒坛中浸泡，将坛口密封，待 10 日后开坛，适量饮用。

功效：滋阴补血、养心安神、健脑益智。适用于心脾不足、阴虚血少所导致的心悸、失眠健忘、体弱少力、神经衰弱等。

对失眠症有治疗和缓解作用的方剂

◆ **方 1**

　　配方：芹菜根 90 克，酸枣仁 9 克。

　　制法：将芹菜根、酸枣仁放入水中煎煮后饮用。

　　适应证：适用于失眠等症。

◆ **方 2**

　　配方：莲子心、百合各 20 克。

　　制法：将莲子心、百合加少许冰糖及适量水煎服，或用莲子心代替茶叶用开水冲泡饮用，每日 2 次。

　　适应证：适用于失眠、心火亢盛、频频做梦等症。

◆ **方 3**

　　配方：核桃仁、黑芝麻、枸杞子、五味子、杭菊花各等份。

　　制法：将上述 5 味中药一起捣烂后，研成细末，加入蜂蜜，制成重约

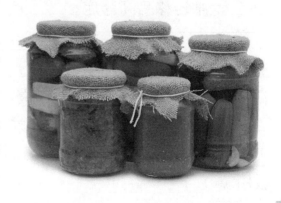

15 克的丸。空腹服用,每次服 1 丸,每日 3 次。

适应证:适用于头晕、眼花、失眠等症。

◈ 方 4

配方:菊花、生山楂片各 9 克,决明子 6 克,白糖 24 克。

制法:将菊花、生山楂片、决明子、白糖一同放入杯中,加入沸水,加盖泡 30 分钟即可。可经常饮用。

适应证:适用于更年期综合征引起的头晕、头痛、烦躁易怒,或高血压所导致的头晕目眩、失眠多梦等症。

◈ 方 5

配方:酸枣仁 24 克,夜交藤、合欢皮各 15 克,远志 9 克,柏子仁、茯神各 12 克,清水 500 毫升,白糖适量。

制法:

① 先将酸枣仁洗净,用小火炒熟后,加入清水,再放入夜交藤、合欢皮、远志、柏子仁、茯神,用小火煎煮后,加入适量白糖调味即可。

② 每日服 1 次,适量饮用。

适应证:适用于心悸、失眠、神经衰弱、心烦不安、急慢性肝炎、氨基转移酶高等症。

◈ 方 6

配方:鲜桑椹 60 克,冰糖适量。

制法:熟鲜桑椹加水两碗,用小火煎成一碗,用冰糖调匀后服用。

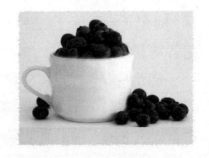

适应证：适用于神经衰弱、失眠、习惯性便秘等症。

◆ **方7**

配方：鲜花生叶250克。

制法：取鲜花生叶置于砂锅内，用水煎取汁液，临睡前服用。

适应证：适用于失眠等症。

◆ **方8**

配方：青茶10克，茉莉花、石菖蒲各6克。

制法：青茶、茉莉花、石菖蒲一同研为粗末，加沸水冲泡，随意饮用。

适应证：适用于失眠、健忘等症。

◆ **方9**

配方：龟甲、龙骨、远志、石菖蒲各等份。

制法：以上4味中药研为细末。每日3次，每次1克，饭后用酒服用。

适应证：适用于思虑过多、阴虚火旺、健忘、多梦、心悸、怔忡、头晕、失眠、遗精、盗汗等症。

◆ **方10**

配方：核桃仁5个，白糖50克，黄酒30毫升。

用法：将核桃仁、白糖一同捣碎成泥，再放入锅中，加入黄酒，用小火煎煮10分钟，每日食用2次。

适应证：适用于失眠、头痛等症。

◈ **方 11**

配方：缬草 50 克，白酒 250 毫升。

用法：缬草放于白酒中，浸泡 48 小时后即可。每日 1 次。

适应证：适用于失眠、神经衰弱、心悸等症。

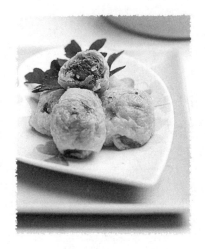

◈ **方 12**

配方：龙齿、远志、天冬、熟地黄、山药各 180 克，茯神、麦冬、车前子、白茯苓、桂心、地骨皮、五味子各 150 克。

制法：将以上 12 味中药研为细末，炼为黄豆大小的蜜丸。空腹时，用温酒或温米汤送下，每次服用 30～50 丸。

适应证：适用于肾气不足、健忘、惊悸、夜梦不安、遗精、面色少华等症。

◈ **方 13**

配方：人参、五味子、当归、天冬、麦冬、柏子仁、酸枣仁、玄参、白茯神、丹参、桔梗、远志各 15 克，黄连 60 克，生地黄 120 克，石菖蒲 30 克。

制法：以上 15 味中药研为细末，再炼为黄豆大小的蜜丸，外面再以朱砂为衣即可。每晚临睡觉前，用灯芯草、竹叶煎汤送下，每次服用 30 丸。

适应证：适用于健忘、失眠、阴虚火旺、心神失养、惊悸、怔忪、咽喉干燥、夜梦遗精等症。

◈ 方 14

配方：白酒 600 毫升，灵芝 25 克。

制法：将灵芝用水洗净，放进白酒瓶内，把瓶盖封严。保存 1 周左右，至白酒逐渐变成红色。每次吃晚饭时或睡觉前，根据自己的酒量饮用，最多可喝 25 毫升。

适应证：适用于失眠等症。

◈ 方 15

配方：麦仁 30 克，大枣 15 枚，甘草 15 克。

制法：麦仁去皮，与大枣、甘草一同入锅，加水 3 碗，煎至 1 碗。每晚睡前服用。

适应证：适用于失眠等症。

◈ 方 16

配方：山楂核 30 克，白糖适量。

制法：山楂核炒成焦炭，用水煎后，加适量白糖，每晚睡前服用。

适应证：适用于心悸、失眠等症。胃酸过多者忌用。

◈ 方 17

配方：鲜花生叶 50 克。

制法：将鲜花生叶放入壶内或杯内，倒入滚开水，待花生叶的色泽被泡下后，即可饮用。约 10 分钟后，绝大多数人即能入睡。

适应证：适用于失眠等症。

◆ 方 18

配方：茯神 15 克，生鸡蛋黄 1 个。

制法：将茯神放入锅中，加入一杯半水，煎成一杯水。待其稍凉后，加入生鸡蛋黄，搅拌均匀。晚上睡觉前，先以温水洗脚，然后趁热服下药液，很快即可安眠。

适应证：适用于失眠等症。

◆ 方 19

配方：党参 15 克，麦冬 9 克，五味子 6 克，夜交藤、龙齿各 30 克。

制法：将以上 5 味中药用水煎煮，在每晚晚饭前用水温服，留下药渣再煎，于每晚睡觉前 1 小时服用。

适应证：适用于失眠等症。

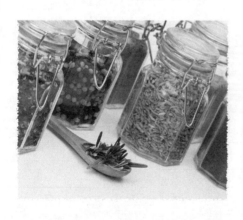

◆ 方 20

配方：枸杞子 30 克，炒枣仁 40 克，五味子 10 克。

制法：将枸杞子、炒枣仁、五味子和匀，分成 5 份。每日取 1 份，放入茶杯中，用开水冲泡，代茶频饮，或每日饮用3 次，但每次不能少于 500 毫升。

适应证：适用于失眠等症。

◆ **方 21**

配方：炒决明子 25 克，甘菊、夏枯草、橘饼、首乌、五味子各 30 克，麦冬、枸杞子、桂圆肉各 60 克，黑桑椹 120 克。

制法：将以上 10 味中药一同研为粗末，用沸水冲泡，代茶饮用。每次服用 15 克，每日服用 2 次。

适应证：适用于神经衰弱、失眠、健忘等症。

◆ **方 22**

配方：鲜丹参 16 克，鲜酸枣根 30 克。

制法：将鲜丹参、鲜酸枣根用水煎煮，每日服用 2 次。

适应证：适用于失眠、健忘、多梦等症。

◆ **方 23**

配方：黑芝麻、松子仁、柏子仁、菊花、黄芪、谷糠各 15 克，核桃仁 2 个，白芍、生地黄各 40 克。

制法：将以上 9 味中药加水煎煮后，取汁饮用。

适应证：适用于健忘、失眠、头晕等症。

◆ **方 24**

配方：核桃仁、黑芝麻、桑叶各 50 克。

制法：将核桃仁、黑芝麻、桑叶捣烂变成泥状，做成丸，每丸重 3 克。每次服用 9 克，每日服用 2 次。

适应证：适用于失眠等症。

◆ **方 25**

配方：桑椹 20 克，酸枣仁 5 克。

制法：将桑椹、酸枣仁用水煎服。

适应证：适用于血虚引起的失眠等症。

◆ **方 26**

配方：生珍珠母 30 克，钩藤、丹参、夏枯草、朱茯神、合欢皮各 10 克。

制法：将以上 6 味中药用水煎煮。每日服用 2 次，为 1 剂。

适应证：适用于肝火亢盛、上冲于心引起的失眠等症。

◆ **方 27**

配方：炒枣仁 24 克，炒柏子仁、夜交藤、生龙骨各 15 克，生地黄 9 克，丹参 6 克。

制法：将以上 6 味中药用水煎煮。每日服用 2 次，为 1 剂。

适应证：适用于阴虚血亏引起的失眠等症。

◆ **方 28**

配方：半夏、枳实、陈皮各 10 克，茯苓 12 克，甘草、竹茹各 6 克，人工壮骨、牡蛎各 30 克，远志 15 克。

制法：将以上 9 味中药用水煎煮。每日服用 2 次，为 1 剂。

适应证：适用于惊恐刺激而导致的失眠、胆气虚怯、神气失守等症。

◆ 方 29

配方：丹参 15 克，党参、当归、天冬、麦冬各 10 克，生地黄、元参、炒枣仁、柏子仁、远志、茯苓各 12 克，五味子、桔梗各 6 克。

制法：将以上 13 味中药用水煎煮。每日服用 2 次，为 1 剂。

适应证：适用于劳心太过、思虑过度而导致的失眠等症。

◆ 方 30

配方：黄芪 15 克，党参、茯苓、白术、桂圆肉、远志、炒枣仁各 10 克，炙甘草 6 克，生姜 3 片。

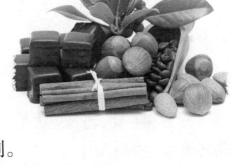

制法：将以上 9 味中药用水煎煮。每日服用 2 次，为 1 剂。

适应证：适用于气血亏损、心神失养而导致的失眠等症。

◆ 方 31

配方：生地黄、炒枣仁、柏子仁各 30 克，丹参、当归各 15 克，茯苓、元参各 12 克，党参、远志、五味子、天冬、麦冬各 10 克。

制法：将以上 12 味中药用水煎煮。每日服用 2 次，为 1 剂。

适应证：适用于失眠、心悸、心烦、潮热盗汗、手足心热、口干咽燥等症。

◆ 方 32

配方：黄连 10 克，肉桂 5 克，夜交藤、牡蛎各 30 克。

失眠与健忘症的治疗与调养

制法:将以上5味中药用水煎煮。每日服用2次,为1剂。

适应证:适用于失眠、头晕、耳鸣、腰膝酸软、遗精、早泄等症。

◈ 方33

配方:山楂、神曲各15克,莱菔子、陈皮、白术、半夏、茯苓、连翘各10克,枳实6克,炒枣仁15克,夜交藤30克。

制法:将以上11味中药用水煎煮。每日服用2次,为1剂。

适应证:适用于失眠、胸闷、腹胀不适、胃中嘈杂、脘腹不适等症。

◈ 方34

配方:半夏、陈皮、茯苓、枳实、石菖蒲各10克,甘草、竹茹各6克,生姜3片。

制法:将以上8味中药用水煎煮。每日服用2次,为1剂。

适应证:适用于失眠、胸闷、多痰、恶心、呕吐、口苦等症。

◈ 方35

配方:茯神60克、沉香15克,蜂蜜适量。

制法:将茯神、沉香一同研成细末,加入蜂蜜,制成绿豆大小的丸。每次服30丸,饭后服用,用人参汤送下。

适应证:适用于心神不定、失眠健忘等症。

◈ 方36

配方:石菖蒲15克,远志6克,川芎10克,当归20克,茯苓60克,熟地黄30克,白芍25克,枣仁30克,甘草5克。

制法：将以上 9 味药一起用水煎服，清晨饮用，先以 5 剂为第一疗程，再以 5 剂为第二疗程，继以 10 剂为第三疗程。

适应证：适用于精血暗耗、脑髓失养、气血虚亏引起的思维及记忆中断、烦躁不安、意识恍惚不清、惊悸等症。

◈ 方 37

配方：熟地黄、麦冬、生枣仁各 30 克，远志 6 克。

制法：将以上 4 味药用水煎后，代茶饮用，每天 1 剂。

适应证：适用于健忘等症。

◈ 方 38

配方：枸杞子 60 克，白酒 500 毫升。

制法：将枸杞子浸入白酒内，密封，浸泡 7 天后即可饮用，每晚服用 1 小杯。

适应证：适用于肾虚、烦躁、健忘等症。

◈ 方 39

配方：白芍药、白术、生地黄各 9 克，麦冬、柏子仁各 15 克，甘草、石菖蒲各 3 克，柴胡、天花粉各 6 克，青皮 0.9 克。

制法：将以上 10 味药用水煎服。

适应证：适用于气郁不舒所导致的健忘等症。

◈ 方 40

配方：丹参 45 克，丹砂 6 克，远志 15 克，茯神 30 克，人参 15 克，石菖蒲 15 克，熟地黄 45 克，天冬 45 克，麦冬 30 克，甘草 30 克。

失眠与健忘症的治疗与调养

制法:将上述 10 味中药研为细末,炼为绿豆大小的蜜丸。空腹时服用,每次服 50 ~ 100 丸。

适应证:适用于健忘等症。

◈ **方 41**

配方:白术、茯神、黄芪、桂圆肉、酸枣仁各 30 克,人参、木香各 15 克,甘草 7.5 克。

制法:将以上 8 味中药用刀切碎,再用水 220 毫升,加入生姜 5 片、红枣 1 枚,煎至剩水 150 毫升,去掉渣滓,趁热服用,每次服用 12 克,次数不限。

适应证:适用于健忘、怔忪、思虑过多、劳伤心脾等症。

◈ **方 42**

配方:朱砂颗粒 60 克,猪心 2 个,灯芯草 90 克,茯神末 60 克。

制法:先将猪心切开,放入朱砂、灯芯草,用麻线缝合,放于砂锅内,加水煮一昼夜,取出,去掉猪心及灯芯草,将朱砂研成极细的粉末。用酒将茯神末煮成稀糊,与朱砂和成指甲大小的丸。用麦冬煎汤服下,每次服用 9 ~ 15 丸,逐渐加至每次服用 21 丸。难以入睡或梦多、梦乱者,用炒酸枣仁汤服下。

适应证:适用于健忘、惊悸、失眠、多梦、忧思过度、心气不足等症。

◈ **方 43**

配方:龟甲、木通、远志、石菖蒲各 15 克。

制法:将以上 4 味中药捣为细末。空腹时,每次用酒调服 1.5 克,逐渐增加至每次服用 3 克。

适应证:适用于头晕目眩、心虚健忘等症。

◆ 方 44

配方:白茯苓、远志、黄柏、知母、生地黄、陈皮、酸枣仁、麦冬各 15 克,人参、石菖蒲、白术、甘草各 9 克,白芍药 15 克。

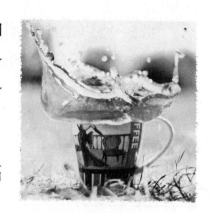

制法:分别将以上中药锉成片,加水 400 毫升,煎至 320 毫升,每隔 3 日服用 1 次,夏天服用疗效更好。

适应证:适用于各种虚症引起的失眠、健忘等症。

◆ 方 45

配方:丹参、天冬、熟地黄、人参、远志、朱砂、石菖蒲各 15 克,麦冬、白茯苓各 30 克。

制法:将以上中药研为粉末,炼为绿豆大小的蜜丸。每次服用 50 ~ 100 丸,在空腹时用热汤服下。

适应证:适用于中风所导致的失眠、健忘等症。

◆ 方 46

配方:熟地黄、天冬各 45 克,麦冬、茯苓各 30 克,人参、石菖蒲、远志、朱砂各 15 克。

制法:将以上中药研为粉末,炼为黄豆大小的蜜丸。每次服用 30 ~ 40 丸,用温开水服下。

适应证:适用于年老神衰引起的健忘等症。

◆ **方 47**

配方：人参 90 克，白茯神、远志、石菖蒲、酸枣仁、柏子仁各 60 克。

制法：将以上中药研为细末，炼为黄豆大小的蜜丸，外面以朱砂、乳香为衣。每次服用 50 丸，每晚临睡觉前用枣汤送下。

适应证：适用于心气不足、恍惚健忘，也可用于劳心胆冷、夜卧不睡等症。

◆ **方 48**

配方：人参、半夏、陈皮各 45 克，白茯苓 30 克，甘草 15 克，益智、香附子各 30 克。

制法：将以上中药锉为散，用水 220 毫升，加生姜 3 片、乌梅半个，一同煎煮，趁热服用。每次服 12 克，次数不限。

适应证：适用于健忘、言语如痴等症。

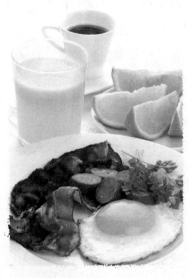

◆ **方 49**

配方：远志、人参、黄芪、白术、甘草、当归、生地黄、白芍、茯苓、陈皮、肉桂、胆星、琥珀、朱砂、五味子各等份，猪心血、姜汁适量。

制法：分别将以上中药研为细末，用猪心血、姜汁调成丸。每日服用 2 次，每次服用 10 克，用温开水送下。

适应证：适用于遇事善忘、痰迷心窍、气血两虚、言语如痴、神思欠敏、表情呆钝等症。

◈ 方50

配方：石菖蒲、远志各60克，茯苓、茯神、人参各90克。

制法：先将以上中药一同研为细末，再炼为黄豆大小的蜜丸，外面以朱砂为衣。每次服用50丸，可用米汤送下。

适应证：适用于健忘、忧愁不乐、夜多异梦、惊悸恐怯等症。

◈ 方51

配方：茯神、益智、防风、人参、桑寄生、藿香叶、甘草、沉香、熟干地黄各等份。

制法：将以上中药研为散，加水150毫升，煎至剩水100毫升，去掉渣滓，趁热服用，每次服用6克。

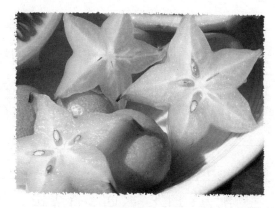

适应证：适用于健忘、气虚等症。

◈ 方52

配方：茯神60克，沉香15克。

制法：将茯神、沉香一同研为细末，炼为绿豆大小的蜜丸。饭后用人参汤服下，每次服用30丸。

适应证：适用于事多健忘、心神不定、神志恍惚、心悸、怔忡、心火不降、肾水不开等症。

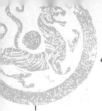

◆ **方 53**

配方：石菖蒲、远志、人参、桔梗、牛膝各 38 克，桂心 23 克，茯苓 53 克，附子 30 克。

制法：将以上中药一同研为细末，再炼为黄豆大小的蜜丸。白天服用 2 次，晚上服用 1 次。开始每次服用 7 丸，以后逐渐增加至每次 20 丸。

适应证：适用于健忘、神志恍惚等症。

◆ **方 54**

配方：茯苓 100 克，沉香 25 克。

制法：将茯苓、沉香一同研为细末，加炼蜜做成小豆般大的丸子。每次服用 30 丸，饭后用人参汤送下。

适应证：适用于神志恍惚、心神不定、失眠健忘等症。

◆ **方 55**

配方：白龙骨、远志各等份。

制法：白龙骨、远志一同研为细末。每日服 3 次，每次服用 1 匙，饭后用酒送下。

适应证：适用于健忘症。

◆ **方 56**

配方：琥珀 50 克，朱砂 100 克，天南星 500 克，白酒 5 升，生姜汁、人参、石菖蒲各适量。

制法：

①先掘一土坑，再以 15 千克炭火烧红，倒入白酒，待其

渗干后,把天南星放入土坑内,用盆盖住,不许透气。

②次日,将天南星取出,研为粉末,加入琥珀、朱砂,再一同研为细末,用生姜汁调和面粉,最后将中药做成小丸即可。

③一天服用3次,每次服用30～50丸,再煎人参、石菖蒲汤送下。

适应证:适用于恍惚健忘、痰迷心窍、心胆被惊、神不守舍、妄言等症。

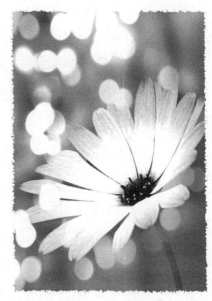

◆ **方 57**

配方:白石英50克,朱砂50克。

制法:将白石英、朱砂一同研成细末,饭后煎金银汤送下。

适应证:适用于惊悸、善忘、心神不安等症。

◆ **方 58**

配方:预知子、白茯苓、石枸杞、石菖蒲、茯神、柏子仁、柴胡、地骨皮、远志、山药、黄精、朱砂各等份。

制法:分别将以上中药研为细末,加炼蜜制成指甲大小的丸。每次嚼服1丸,用人参汤送下。

适应证:适用于健忘少睡、夜多异梦、心气不足、精神恍惚、心悸烦郁、喜怒失常等症。

◈ 方 59

配方：桂圆肉、酸枣仁、黄芪、白术、茯神各 50 克，木香 25 克，炙甘草 12.5 克。

制法：将以上中药分别研成细末，加姜 3 片、枣 1 枚、水 2 盅，煎成 1 盅，趁热服用，每次服用 25 克。

适应证：适用于思虑过度、劳伤心脾、健忘、怔忡、虚烦不眠、自汗、惊悸等症。

◈ 方 60

配方：鸡蛋 2 个，枸杞子 15 克，红枣 10 个。

制法：先将枸杞子、红枣放入水中煮 30 分钟，再将鸡蛋打入，一同煮至熟透。每日服用 2 次。

适应证：适用于失眠、健忘等症。

◈ 方 61

配方：酸枣仁粉 10 克，绿茶 15 克。

制法：每天清晨 8 点左右，用酸枣仁粉冲泡绿茶饮用，晚 8 时以后忌饮茶水。晚上睡觉前，可再冲服酸枣仁粉 10 克。

适应证：适用于失眠、健忘等症。高血压、心动过速、习惯性便秘及哺乳期妇女慎用。